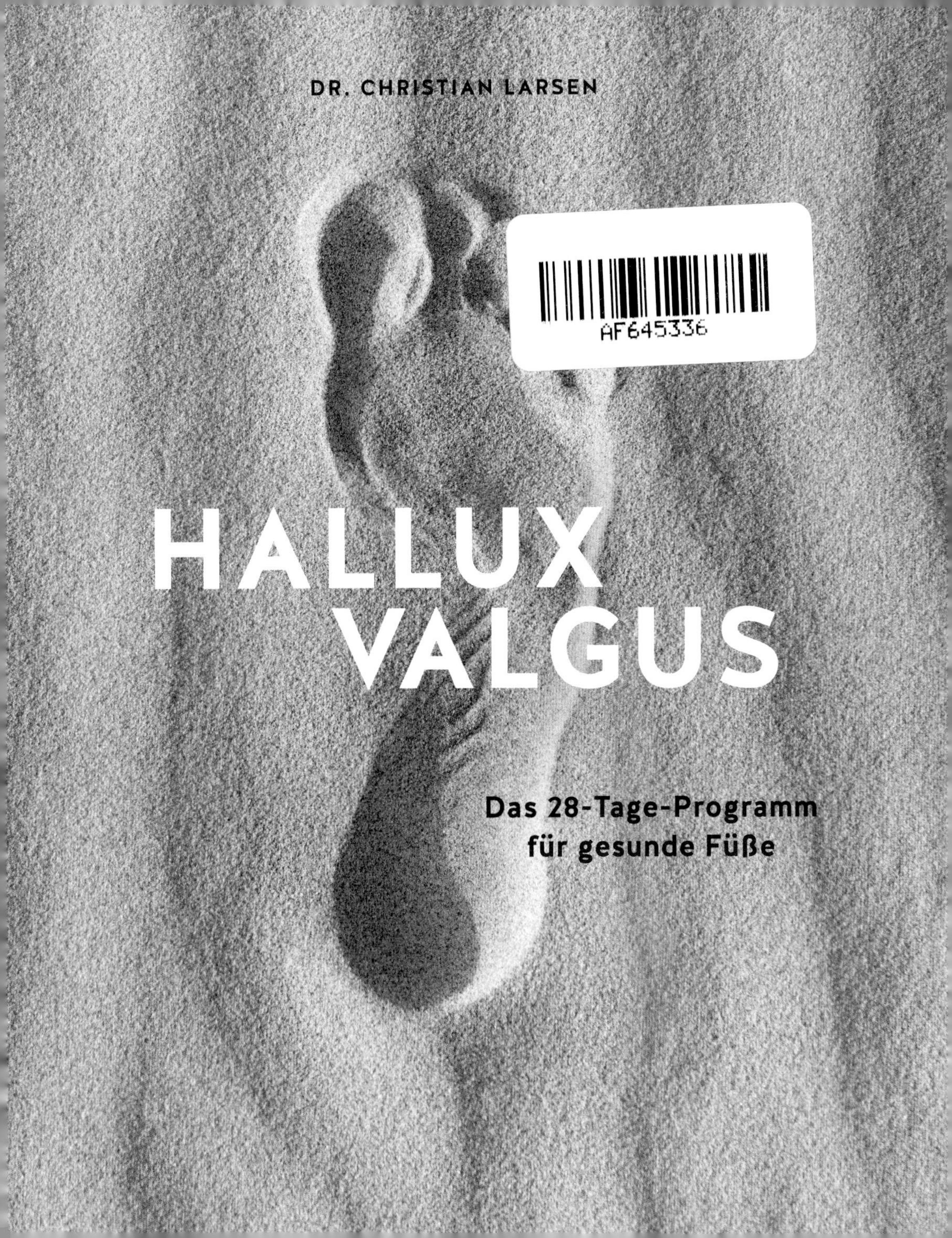

DR. CHRISTIAN LARSEN

HALLUX VALGUS

Das 28-Tage-Programm für gesunde Füße

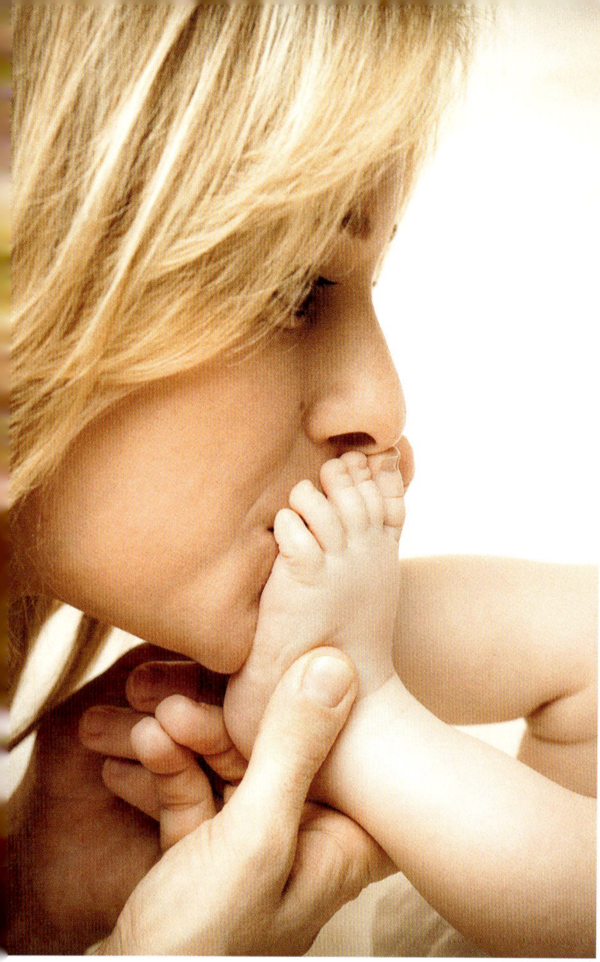

THEORIE

PRAXIS

SERVICE

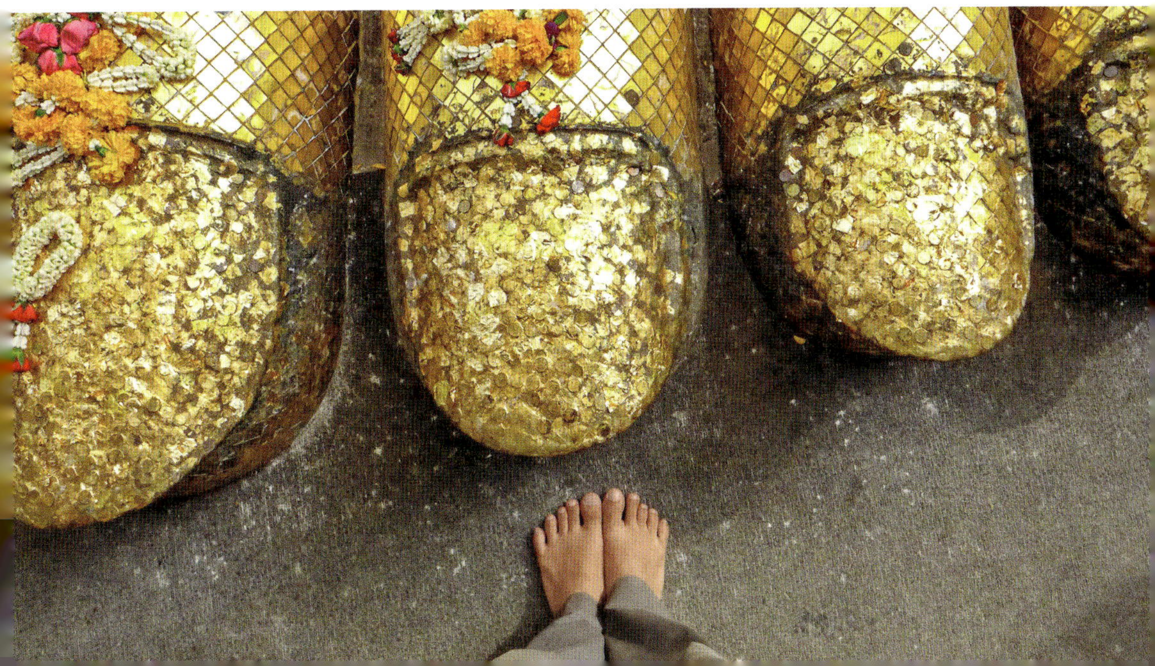

Wir zeigen dir, was du konkret für deine Großzehe tun kannst. Jeden Tag 10 Minuten – 28 Tage lang. Wie ein Bildhauer arbeitest du daran, mit Bewusstsein und Bewegung statt mit Hammer und Meißel.

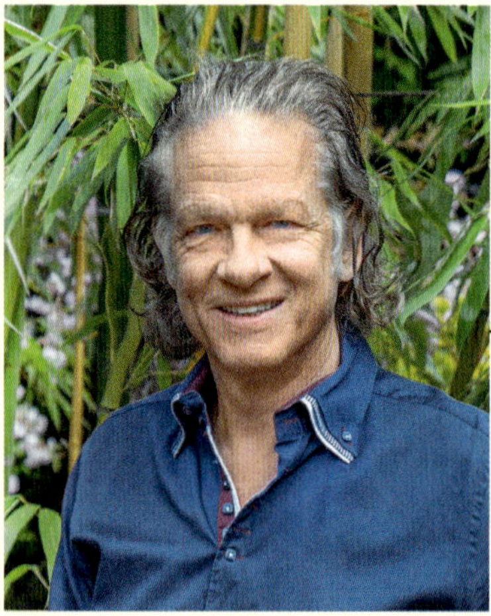

Dr. med. Christian Larsen
ist Facharzt für Allgemeinmedizin und ärztlicher Leiter des Spiraldynamik Med Centers in Zürich. Schon als junger Assistenzarzt entdeckt er den spiraligen Aufbau der menschlichen Anatomie. Daraus entwickelt er das Konzept der Spiraldynamik®, einer komplementär-integrativen Therapiemethode, die schulmedizinisches Wissen mit den Bewegungsprinzipien der Natur verbindet. Seine Ratgeber und Bücher sind Bestseller und wurden in mehrere Sprachen übersetzt.

EIN WORT VORAB

Der Mensch ist bekanntlich seines Glückes Schmied. Dies gilt auch für die Füße. Nimm das Schicksal deiner Füße in die eigenen Hände. Tu etwas! Aber bitte nicht irgendetwas. Dein Einsatz soll sich lohnen. Er muss spezifisch sein, damit sich wirksam etwas ändert. Denn eines ist klar: Der Natur wohnen mächtige Selbstheilungskräfte inne, die – einmal zum Leben erweckt – mehr erreichen können, als die Medizin allgemein für möglich hält.

In den 30 Jahren meiner Sprechstundenerfahrung habe ich gelernt, dass Selbsthilfe und Veränderung für den eigenen Körper nur nach diesem einen probaten Vorgehen wirksam funktioniert: kennenlernen, wahrnehmen, anwenden, automatisieren … und dann den nächsten Schritt anvisieren. Das Gehirn lernt durch Veränderung! Dadurch, dass du es Neues entdecken lässt, hinspürst, die passenden Hirnzellen aktivierst und das Neue dann tust – anstelle von mechanischer Ausführung und starrer Wiederholung. Nur so lassen sich neue Bewegungsabläufe erlernen und Fehlbelastungen rückgängig machen, die sich über Jahre eingeschliffen hatten.

Das Anti-Hallux-valgus-Programm führt dich in 28 Tagen Schritt für Schritt und klar strukturiert durch einen Selbsthilfeprozess mit den 12 + 1 besten Übungen aus der Spiraldynamik®, Checklisten für die Selbstdiagnose, Blitzübungen für den Alltag und vielen weiteren Tipps und Tricks.

Viel Erfolg und los geht's!

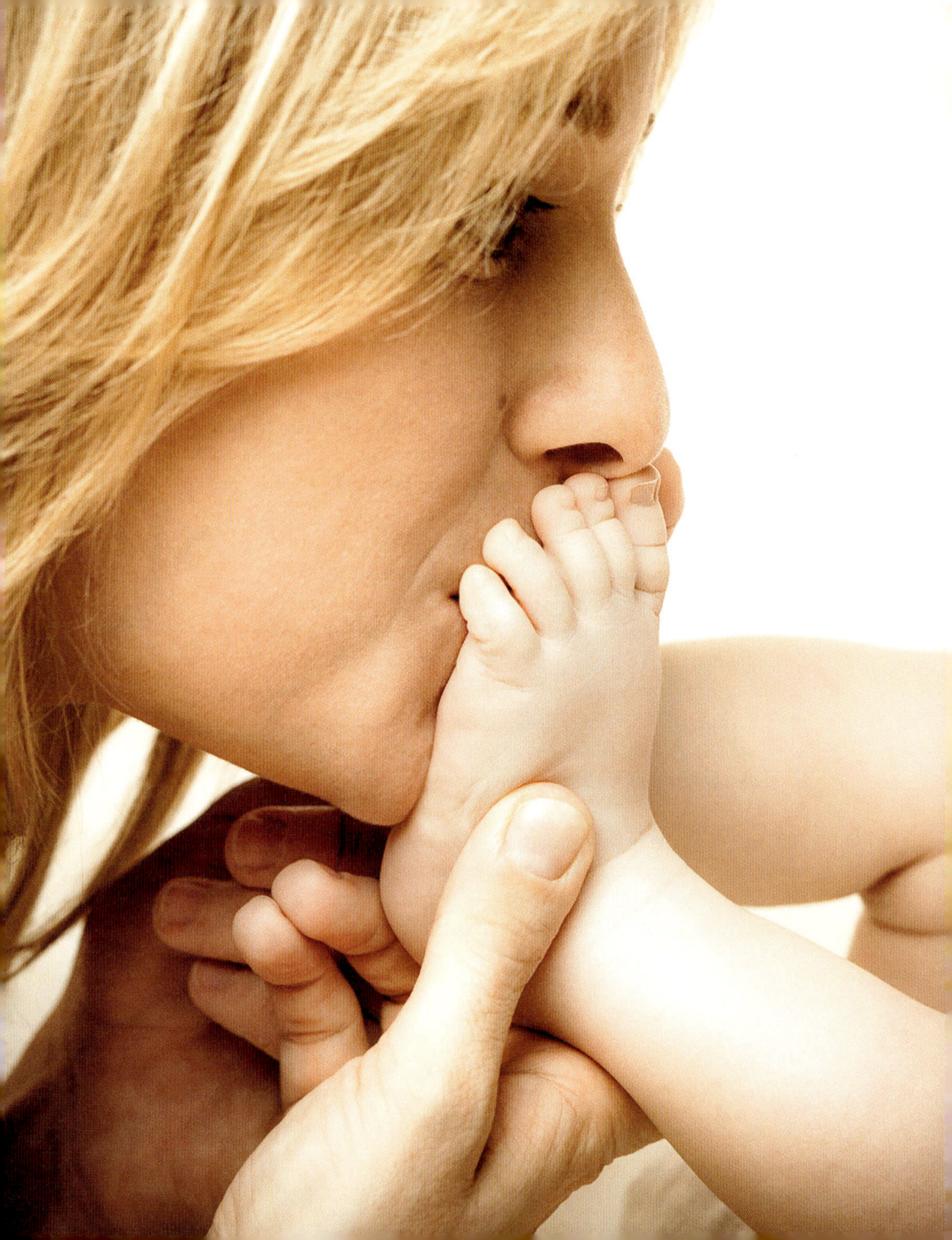

DIE 10 WICHTIGSTEN GRÜNDE, ETWAS FÜR DEINE FÜSSE ZU TUN

Unsere Füße tragen uns durchs Leben – nichts mehr und nichts weniger. Solange sie brav ihren Dienst tun, schenken wir ihnen meist keine große Beachtung. Erst Schmerzen rufen sie uns ins Gedächtnis. Zum Glück ist es nie zu spät, etwas für seine Fußgesundheit zu tun.

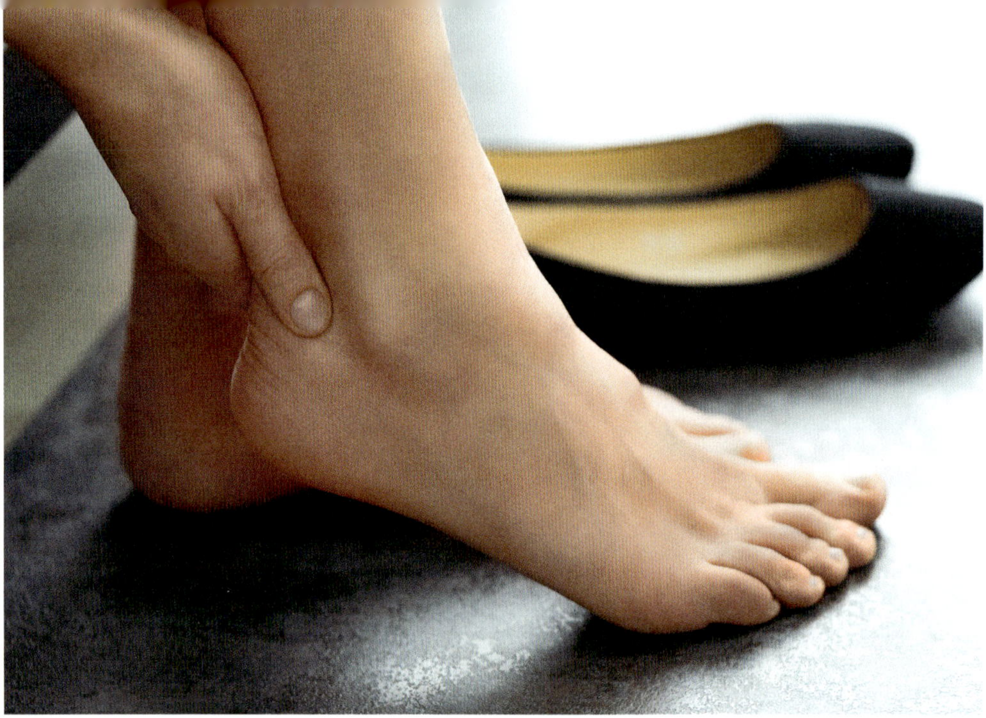

WAS LÄUFT FALSCH MIT UNSEREN FÜSSEN?

Die Füße sind unser Fundament. Über Jahrmillionen haben sie sich vom flachen Greiforgan, mit dem man nur schlecht stehen und noch schlechter laufen konnte, zu ihrer heutigen Form entwickelt. Ein ausgereiftes Produkt genialer Bioingenieurskunst! Ihre Standfestigkeit, ihre schlafwandlerische Trittsicherheit und ihre Leichtfüßigkeit sind so fein abgestimmt und funktionieren so perfekt, dass wir ihnen meist kaum Beachtung schenken. Bis … na ja, bis sie sich ins Gedächtnis rufen. Mit der einzigen Stimme, die sie haben: dem Schmerz. Erst wenn sie wehtun, werden wir wieder auf sie aufmerksam. Jetzt können wir nicht länger an ihnen vorbeischauen. Aber warum muss es erst so weit kommen? Es gibt 1000 Gründe, etwas für deine Füße zu tun. Hier die 10 wichtigsten:

1. Falsche Statik

Der Hallux valgus gehört zu den häufigsten »statischen Fußdeformitäten«. Das bedeutet, der Fuß hat sich durch falsche Statik – durch chronische Fehlbelastung – im Verlauf der Jahre verformt. Ein entscheidender Faktor sind unsere alltäglichen Belastungsgewohnheiten. Und dagegen kannst du etwas unternehmen – Schritt für Schritt.

2. Korrektur ist möglich!

In der Medizin gilt das Dogma: Gegen »statische Fußdeformitäten« hilft nur das Skalpell. Das ist ein Irrtum! Was durch Fehlbelastung entstanden ist, kann durch richtige Belastung zumindest teilweise korrigiert werden. Sehnen, Muskeln und Knochen passen sich den effektiven Belastungskräften an – im Guten wie im Schlechten. Woraus folgt: Je früher du etwas unternimmst, desto präventiver, je später, desto therapeutischer.

3. Der moderne Lebensstil

In Afrika und Asien gibt es Naturvölker, die komplett auf Schuhe verzichten und ihr Leben lang barfuß auf Naturböden gehen. Interessanterweise sind dort Hallux valgus & Co. so gut wie unbekannt. Ziehen diese Menschen in die Großstädte, gleicht sich die Häufigkeit von Fußdeformitäten innerhalb einer Generation jener der Stadtbevölkerung an. Fazit: Unser moderner Lebensstil spielt bei der Entstehung des Hallux valgus eine überaus wichtige Rolle.

4. Flache Böden

Damit stellt sich die Schlüsselfrage: Was setzt den Füßen heutzutage derart zu, dass die Großzehen auf krumme Wege geraten? Ganz oben auf der Liste stehen die ewig flachen Böden. Egal ob Teppich oder Parkett, Rasen oder Steinplatte, Asphalt oder Beton – alles flach! Den Füßen fehlen Trainingsreize, sie verkümmern. Dagegen lässt sich etwas tun!

5. Bewegungsmangel

Zu den flachen Böden hinzu kommt ein krasser Bewegungsmangel. Ursprünglich ist der Mensch ein Nomade, während Jahrmillionen 20 Kilometer pro Tag unterwegs. Heute nimmt man für alle weiteren Strecken das Fahrrad, das Auto oder die öffentlichen Verkehrsmittel. Gegangen werden nur noch 500 Meter. Kein Wunder erleiden die Füße ein ähnliches Schicksal wie eingesperrte Windhunde: Sie gehen vor die Hunde.

6. Unsere Schuhe

Wenn die Schuhe vorne zu eng sind, wird die Großzehe in den x-förmigen Schiefstand gezwungen. Falsche Schuhe sind die perfekten Wegbereiter für die Entwicklung eines Hallux valgus. Deshalb gilt: Es ist okay, beim Ausgehen enge Schuhe zu tragen – aber nicht den ganzen Tag. Daher solltest du zum Ausgleich für jede Stunde in zu engen Schuhen deinen Füßen etwas Gutes tun und im Anschluss mindestens 1 Minute Fußgymnastik machen. Besser mehr!

7. Kinderfüße

Kinderfüße liegen uns am Herzen, deshalb wurde die Fußgymnastik für Kinder erfunden. Spielerisch die Fußmuskulatur zu stärken, ist im Grunde eine wunderbare Idee. Doch leider werden oft die falschen Übungen eingesetzt und in guter Absicht weiterer Schaden angerichtet. »Mit den Zehen einen Bleistift greifen« trainiert die falschen Muskeln und fördert so die Entwicklung von Krallenzehen. Was Hänschen in jungen Jahren falsch lernt, macht Hans später ein Leben lang falsch.

In Kinderfüßen steckt viel Bewegungsfreude und das Potenzial für ein aufrechtes Leben auf gesunden Füßen.

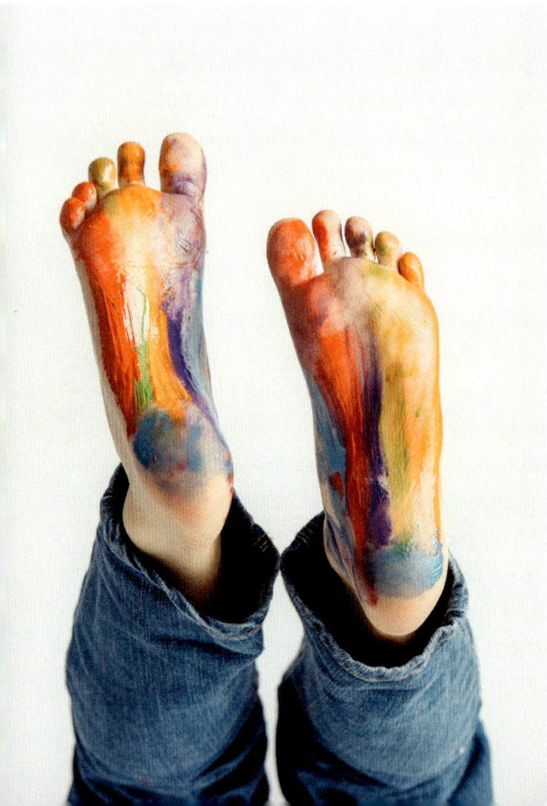

8. Selbsthilfe

Hallux-valgus-Selbsthilfe in 28 Tagen – Fakt oder Fake? Ich habe über 100 000 Füße untersucht, vermessen und behandelt. Daher weiß ich: Es kann funktionieren! Nicht immer, aber oft. Nicht vollständig, aber teilweise. Nicht über Nacht, aber mit Geduld. Denn: Das Schicksal deiner Füße liegt in deinen Händen. Du kannst es aktiv mitgestalten.

9. Übung

Sind 10 Minuten pro Tag ausreichend? Jein! Ja in dem Sinne, dass eine effektive Übungszeit von 10 Minuten pro Tag ausreicht. Nein in dem Sinne, dass es nur funktionieren kann, wenn du die Übungsinhalte auch in deinem Alltag umsetzt. Um Bewegungsgewohnheiten zu verändern, braucht es viel Geduld und Spucke. Es sind die kleinen Schritte, die zählen. Und der Alltag ist die eigentliche Übung! Alles andere wäre gelogen.

10. Operation ja oder nein?

Um es gleich vorwegzunehmen: Die moderne Fußchirurgie ist ein Segen für viele Menschen. Allerdings: Heute wird zu viel und zu früh operiert. 5–15 Prozent der Operationsergebnisse sind unbefriedigend. Deshalb gilt die eiserne Regel: zuerst die Therapie und dann die Operation! Nicht umgekehrt. Wobei die Therapie spezifisch und alltagstauglich sein muss, um wirksam sein zu können. Genau aus diesem Grund ist das Anti-Hallux-valgus-Programm entstanden.

Rekordverdächtig

Die Füße sind ein Geniestreich der Evolution. Sie ermöglichen Standfestigkeit und Leichtfüßigkeit, das Gehen über weite Strecken und unebenen Boden, das Rennen über feuchten Waldboden, Stock und Stein. Bei genauerem Hinschauen liest sich der Steckbrief unserer Füße wie ein Kapitel im Guinnessbuch der Rekorde:

- Die Füße tragen dich im Laufe deines Lebens einmal um die Erde.
- Im Stehen werden die Füße mit dem halben Körpergewicht belastet, treppab mit dem doppelten und beim Rennen mit dem drei- bis vierfachen. Bei einem Weitsprung über 6 Meter wirken Kräfte im Bereich von 1 Tonne auf den Fuß.
- Wer keine Hände hat, kann seine Füße einsetzen: Teekochen, Fußmalen mit dem Pinsel, Schreibmaschinetippen … vieles ist möglich. Die Füße sind dicht mit Nerven versorgt, was ihre hochdifferenzierten Einsatzmöglichkeiten erklärt.
- Beim Gehen werden Blut und Lymphflüssigkeit von den Füßen in Richtung Herz gepumpt – wobei die »Fuß- und Wadenmuskelpumpe« gut und gern halb so viel Druck aufbauen kann wie das Herz. Immerhin!

Szenenwechsel – vom Loblied zur traurigen Realität

Die Füße – eingekerkert in engen Schuhen, kaum Auslauf, selten Frischluft, aller Sinnlichkeit beraubt, null Training. Ich lade dich hier und jetzt ein, dies zu ändern. Es geht um die authentische Wertschätzung deiner Füße. Wie du das machst, möchte ich dir überlassen. Hauptsache, du machst heute etwas Besonderes für deine Füße. Möglichkeiten gibt es viele. Hier sind deiner Kreativität keine Grenzen gesetzt:

- Fußpflege – die Füße richtig verwöhnen, deine Füße genießen Aufmerksamkeit
- Training – die Füße mittrainieren, es gibt tolle Fußübungen und: Füße lieben neue Herausforderungen
- Schuhkauf – mal die Füße statt nur den Kopf fragen
- Sonnenbad – Frischluft, Sonnenlicht, Extrastreicheleinheiten
- Fußmassage – die Treterchen einmal richtig durchkneten (lassen)
- Gehmeditation – der Alltag ist das perfekte Trainingsgelände
- Du findest bestimmt noch 1001 andere Möglichkeiten …

FREIHEIT FÜR DIE FÜSSE

Lass deine Füße tun, wofür sie gemacht sind: Gehen und Laufen. Im Sand, im Gras, im Wald, über Stock und Stein – auch mal barfuß. Je mehr unterschiedlichste Erfahrungen sie machen, desto gesünder. Sie werden dich dafür lieben. Gut zu Fuß und aufrecht durchs Leben zu gehen – das ist das Ziel.

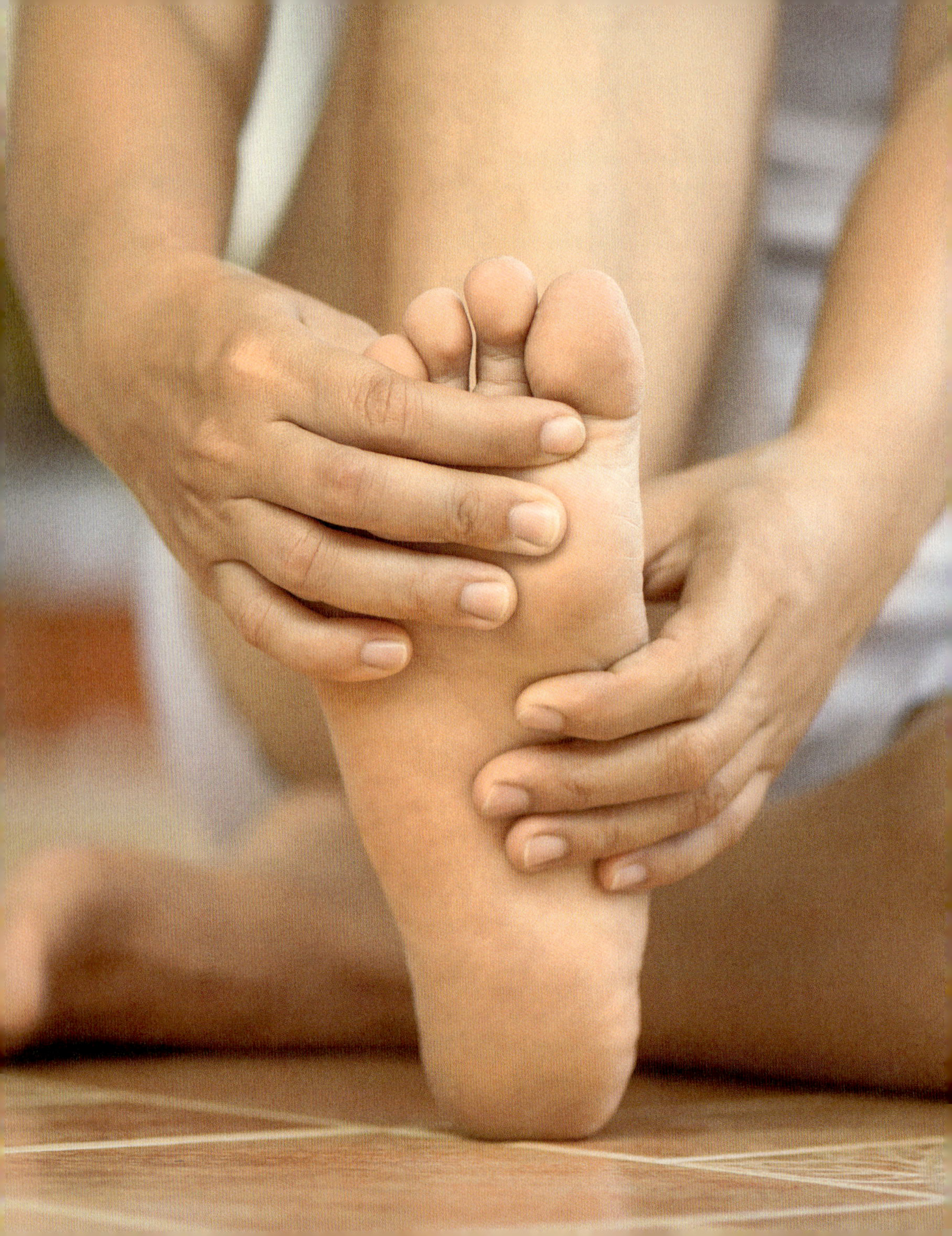

SELBSTHILFE IN 28 TAGEN

Nimm die Gesundheit deiner Füße in die eigenen Hände. Es lohnt sich! Dein Anti-Hallux-valgus-Programm gibt dir Schritt für Schritt die richtigen Werkzeuge und Übungen an die Hand.

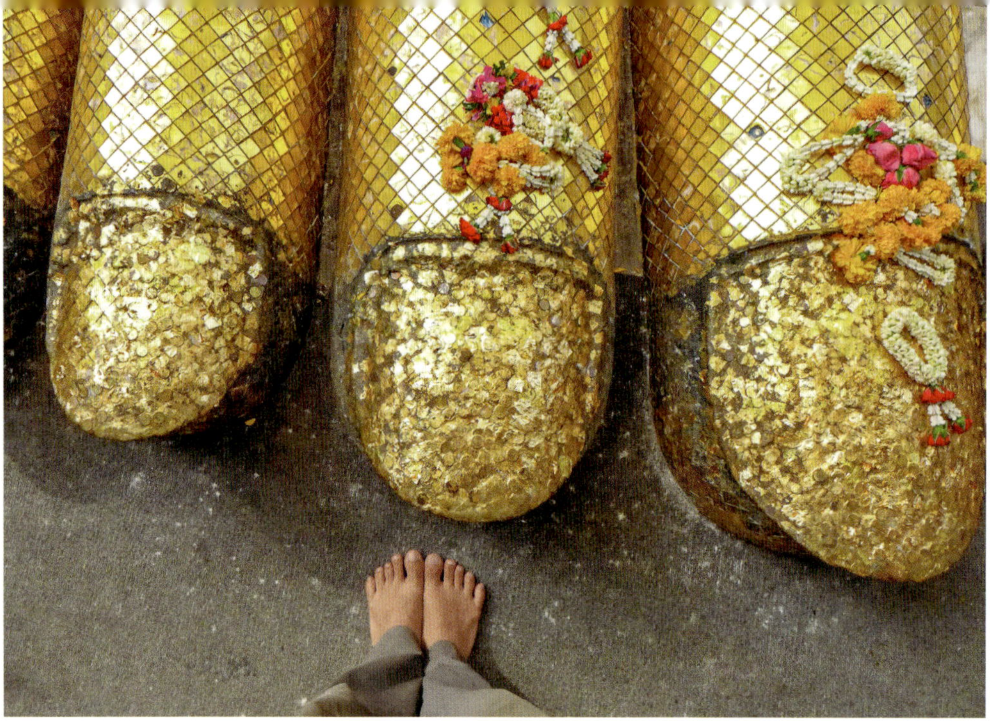

WAS DU WISSEN SOLLTEST – TAG 1 BIS 10

Fußgesundheit beginnt im Kopf. Klingt komisch, ist aber wahr. Denn nur wenn du weißt, warum du etwas tust, kannst du es auch richtig tun. Nur wenn du begreifst, wie etwas funktioniert, kannst du es verstehen. Und nur wenn du verstehst, wie etwas gelingt, kannst du auch das richtige Körpergefühl dazu entwickeln. Kopf und Körper können erst dann zusammenspielen, wenn du die Übungen auch wirklich begriffen hast. Es ist eine spannende Entdeckungsreise, auf die du dich mit dem Anti-Hallux-valgus-Programm begibst – durch deinen Körper und runter bis zu deinen eigenen Füßen. Ein Gramm Praxis ist bekanntlich mehr wert als eine Tonne Theorie. Wahrnehmung lässt sich nicht aus Büchern lernen – und dennoch beginnt die Reise im Kopf. Los geht's!

TAG 1
ERSTE HILFE BEI SCHMERZEN

Ein Hallux valgus muss nicht schmerzhaft sein. Ist er es aber doch, wird jeder Schritt zur Qual. Schnelle Abhilfe ist angesagt!

ERSTE-HILFE-PROGRAMM

Es gibt drei typische Schmerzstellen beim Hallux valgus und für jede von ihnen gibt es wirkungsvolle Sofortmaßnahmen.

1. VORFUSSMITTE

Kaum ein Hallux ohne Spreizfuß! Das Vorfußquergewölbe ist kollabiert, der Fuß läuft quasi auf den Felgen, die Schmerzen entstehen durch Drucküberlastung am Boden. Erste Hilfe erfolgt mithilfe von weichen Schuheinlagen, einer kleinen Pelotte (Erhöhung) knapp hinter dem Schmerzpunkt, Einlagen.

2. GROSSZEHENGRUNDGELENK

Die Schmerzen entstehen meist durch Überlastung, Verschleiß und Arthrose im Großzehengrundgelenk. Das Gelenk muss entlastet werden! Schuhe mit Sohlen, die sowohl steif als auch stabil sind, erfüllen diesen Zweck am besten. Barfußgehen und Ballerinas sind ungünstig. Lokale entzündungshemmende Wi-

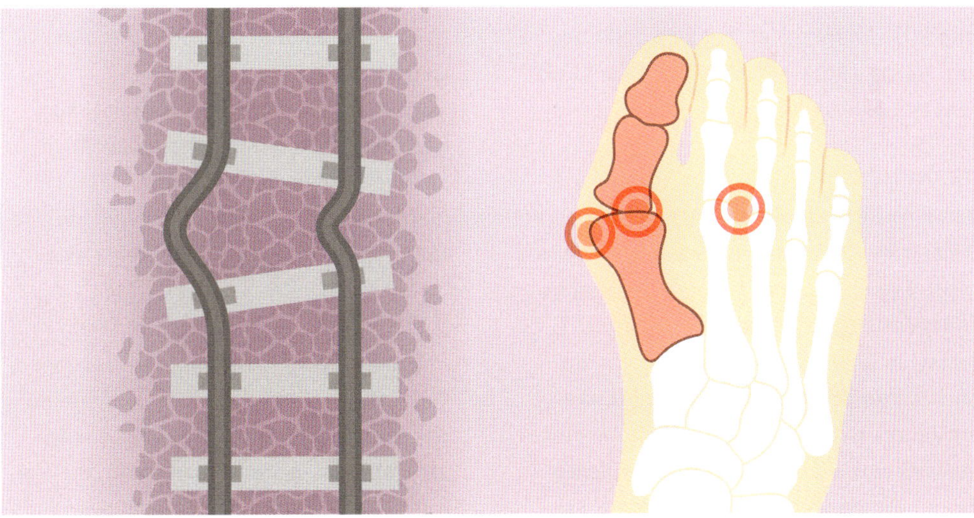

ckel oder Schmerzpflaster (beispielsweise mit dem Wirkstoff Diclofenac) reduzieren die Schmerzen und bringen Erleichterung.

3. ZEHENBALLEN

Direkter mechanischer Druck auf Knochen und Schleimbeutel ist in diesem Fall die Ursache für die Schmerzen. Druckentlastung ist angesagt: barfuß gehen, breitere Schuhe, schützendes Gelpflaster und so weiter. Und noch ein Trick aus der Tanzmedizin: Ein richtig gewickeltes (Kinesio-)Tape macht den Vorfuß vorübergehend schmäler und ermöglicht so eine Druck- und Schmerzentlastung.

STECKBRIEF HALLUX VALGUS

DEFINITION

Hallux ist das lateinische Wort für Großzehe, *valgus* bedeutet schief. Folglich heißt der Begriff Hallux valgus »X-Schiefstand der Großzehe mit Ballenbildung«.

URSACHEN

An erster Stelle steht der moderne Lebensstil mit flachen Böden, engen Schuhen, Übergewicht, Bewegungsmangel und chronischer Fehlbelastung. Letztere können im Fuß selbst, im Knie- oder im Hüftgelenk oder noch weiter oben im Becken oder Rücken entstehen. Hinzu kommen genetische Faktoren wie familiäre Veranlagung, schwaches Bindegewebe und lockere Bänder.

DIAGNOSE

Der Hallux valgus ist eine klassische Blickdiagnose: Der Schiefstand ist bereits mit bloßem Auge zu erkennen. Ein Röntgenbild braucht es, um den Winkel der Abweichung von Großzehe und 1. Mittelfußknochen zu messen und eine mögliche begleitende Arthrose im Großzehengrundgelenk zu erkennen.

THERAPIE

- Mittels **Operation** werden die Knochen der Großzehe durchtrennt und anschließend wieder gerade zusammengeschraubt. Je nach Situation werden Gelenke versteift und Krallenzehen begradigt.
  Vorteil: Die Zehen stehen nachher gerade.
  Nachteil: Die funktionellen Fehlbelastungen bleiben bestehen; die OP-Versagerquote beträgt 5–15 Prozent.
- Mittels **Übungstherapie** können ursächliche Fehlbelastungen erkannt und aktiv angegangen werden.
  Vorteil: Kein Risiko, keine Nebenwirkungen, die gesamte Körperstatik profitiert vom verbesserten Fundament.
  Nachteil: Es braucht Körpergefühl und Geduld, die man oft erst entwickeln muss.

PROGNOSE

- **Prognose Spontanverlauf** (ohne Übungstherapie und ohne Operation): Im Verlauf der Jahre nimmt ein Hallux valgus langsam, aber sicher zu. Das Ausmaß der Verformung (Deformität) entspricht allerdings nicht dem Ausmaß der Beschwerden: Es gibt geringe Deformitäten mit massiven Beschwerden und umgekehrt massive Deformitäten ohne Beschwerden. Im Alter kommt es nicht automatisch zu einer Verschlimmerung der Beschwerden, ein jahrelang schmerzloser Hallux valgus bleibt oft bis ans Lebensende schmerzlos.

- **Prognose Operation:** Von einem qualifizierten Fußchirurgen ausgeführt ist in 85–90 Prozent der Fälle mit einem guten Ergebnis zu rechnen. Da ursächliche Fehlbelastungen unkorrigiert bleiben, kann es nach Jahren oder Jahrzehnten erneut zum Hallux valgus kommen.
- **Prognose Übungstherapie:** Je nach Dauer der Beschwerden und Schweregrad der Deformität kann in 60–80 Prozent der Fälle eine deutliche Schmerzreduktion erreicht werden. In rund 50 Prozent der Fälle lässt sich das Fortschreiten der Fehlstellung verhindern, in 20 Prozent kann eine sichtbare (Teil-)Korrektur der Fehlstellung ohne Operation erreicht werden.

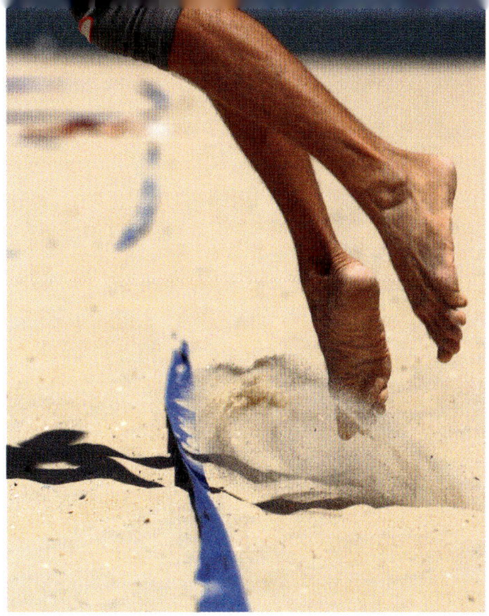

Trainingsreize sind lebenswichtig für deine Füße – am besten so vielfältig und oft wie möglich.

BEWEGUNG IST DIE BESTE MEDIZIN

Der Mensch ist ein Bewegungstier und daher kann man getrost sagen: Bewegung ist die Basis unseres Lebens. Kein anderer Therapieansatz hilft so erfolgreich gegen die unterschiedlichsten Krankheiten – kostenlos und ohne Nebenwirkungen. Dessen waren sich schon die alten Griechen bewusst. Und propagierten körperliche Aktivität und Bewegungsübungen zum Erhalt und Wiedererlangen der Gesundheit. Auch Hippokrates verordnete regelmäßige Bewegung als elementaren Bestandteil jeder Therapie. Die nackten Leibesübungen (gymnos) von damals haben inzwischen allerdings andere Namen. Heute spricht man von Funktionstherapie oder funktioneller Therapie. Gemeint ist aber immer das Gleiche: Übungen oder Bewegungsabläufe, mit deren Hilfe jeder Einzelne einen wesentlichen Beitrag zu seiner Gesundheit leisten kann. Auf Dauer können so falsche Bewegungsmuster ebenso wie Fehlbelastungen korrigiert werden. Und wie heißt es doch so schön: Übung macht den Meister.

TAG 2
SICH SELBST WAHRNEHMEN

Auf unseren Füßen stehen, gehen und laufen wir – den ganzen Tag. Aber wie ist es um unsere Wahrnehmung bestellt? Welches Gefühl haben wir für den Boden unter unseren Füßen?

BODENGEFÜHL

Für die nachfolgende Wahrnehmungsübung brauchst du einfach nur ein Stück Papier und ein paar (Bunt-)Stifte – idealerweise in verschiedenen Farben.

- **Schritt 1:** Stell dich auf deine beiden Füße und konzentriere dich zunächst auf die Druckverteilung der Füße am Boden. Wo ist die Druckbelastung hoch, wo gering, wo fehlt der Bodenkontakt gänzlich? Gibt es mehr Druck im linken oder im rechten Fuß? Vorne oder hinten? Nimm die Druckverteilung deiner Füße ganz differenziert wahr, damit du sie gleich im Anschluss intuitiv aufzeichnen kannst.
- **Schritt 2:** Bitte jetzt (!) das Bodengefühl mit Stiften auf ein Blatt Papier zeichnen. Wenn du weiterliest, bevor du die Zeichnung gemacht hast, verliert die Übung einen Teil ihrer oft verblüffenden Aussagekraft.
- **Schritt 3:** Jetzt machst du eine kleine Stehmeditation zur Optimierung der Druck- und Gewichtsverteilung deiner Füße: Stell dich auf deine beiden Füße und spüre den Boden unter dir. Jetzt das Becken sanft aufrichten – Steiß in Richtung Fersen. Durch die Aktivierung des Beckenbodens springen die tiefen Hüftaußenroller mit an, was dazu führt, dass sich nach innen schielende Kniescheiben wie von selbst gerade-

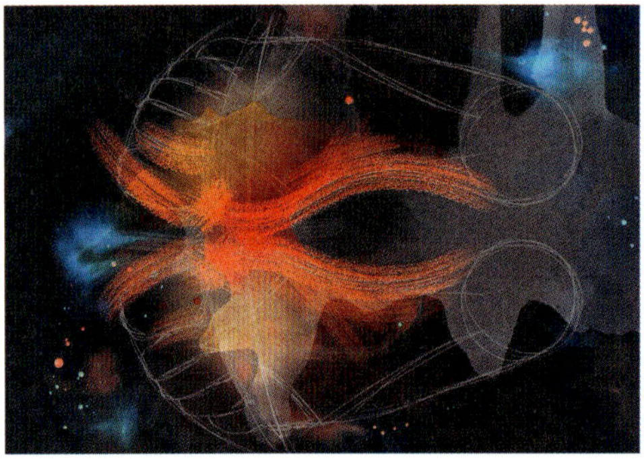

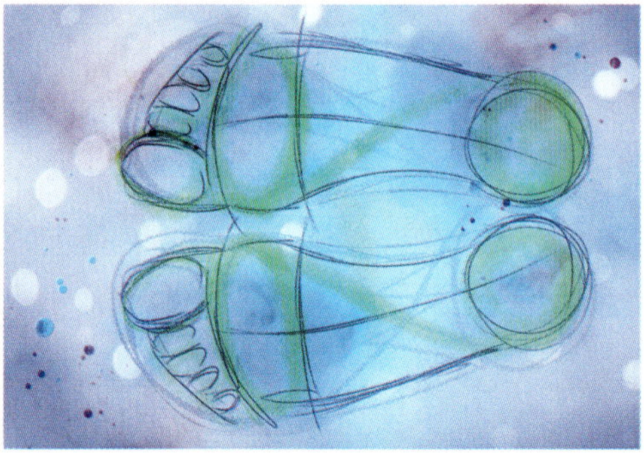

Das Bodengefühl vor (links) und nach (rechts) der Wahrnehmungsübung unterscheidet sich deutlich.

aus nach vorne richten. Dies führt zu einer Verlagerung des Körpergewichts auf die Außenseite der Fersen. Gleichzeitig gilt es, einen satten Bodenkontakt zwischen Großzehengrundgelenk und Boden herzustellen. Gar nicht mal so einfach … aber entscheidend für die anatomisch richtige Belastung der Füße. Achte darauf, dass sich der Bodenkontakt der Fersenaußenseite und des Großzehengrundgelenks gleichermaßen intensiv anfühlt. Verteile dein Körpergewicht gleichmäßig auf den linken und den rechten Fuß.

- **Schritt 4:** Jetzt das neue Bodengefühl aufzeichnen. Typischerweise ist die bessere Druckverteilung in der zweiten Zeichnung spontan sichtbar: mehr Symmetrie, klarere Konturen, flächigere Verteilung … Manchmal ergibt sich zusätzlich eine bessere Ausrichtung der Füße nach vorne. Vielleicht entdeckst du noch andere aufschlussreiche Details, wenn du deine beiden Zeichnungen vergleichst?

SO TICKEN DEINE FÜSSE

Zwei Interpretationshilfen, die das Wesentliche des Fußskeletts, der Abrollkräfte und der Druckverteilung auf den Punkt bringen:

1. STRUKTUR DES FUSSSKELETTS

Füße funktionieren anders als bisher angenommen. Eine bahnbrechende Studie der ETH Zürich schafft Klarheit, was im Fuß tatsächlich passiert. Bei neun Studienteilnehmern wurde jeder einzelne Fußknochen mit Sensoren versehen und anschließend die Bewegungen der Fußknochen zueinander im biomechanischen Labor untersucht. Diese Befunde sind gut vereinbar mit dem spiraligen Prinzip des Fußes. Das Fazit:

- hinten (rot) die stabile Ferse
- in der Mitte (gelb) viel Drehbeweglichkeit
- und vorne (grün, türkis) die durch die Muskeln gefederte Stoßdämpfung

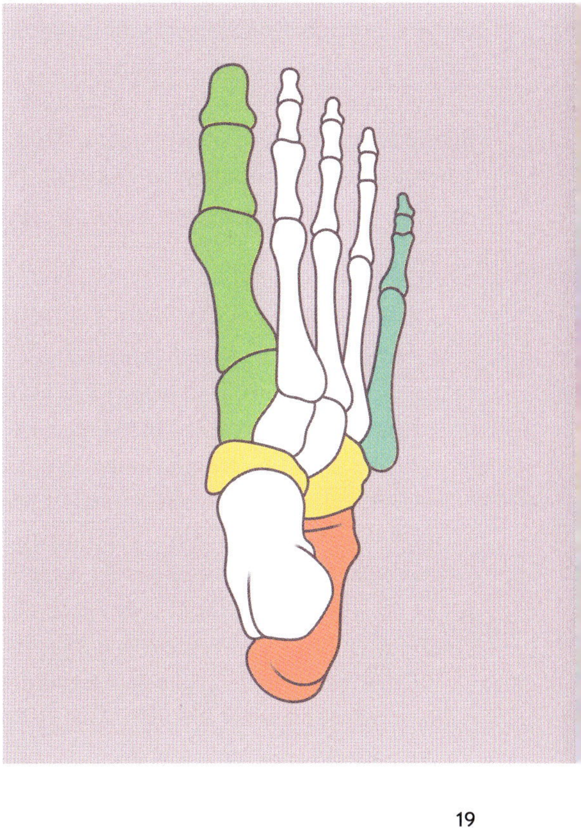

2. ABROLLKRÄFTE UND DRUCKVERTEILUNG

Der Hallux valgus ist regelmäßig mit einem Spreizfuß assoziiert. Für diesen sind zwei Eigenschaften charakteristisch: Zum einen ist der Vorfuß deutlich verbreitert, zum anderen wird die Vorfußmitte drucküberlastet. Die stärkste Druckbelastung befindet sich unter dem 2. bis 3. Zehengrundgelenk – statt unter der Großzehe und dem Großzehengrundgelenk, wie eine Fußdruckmessung (siehe Abbildung rechts) verdeutlicht.

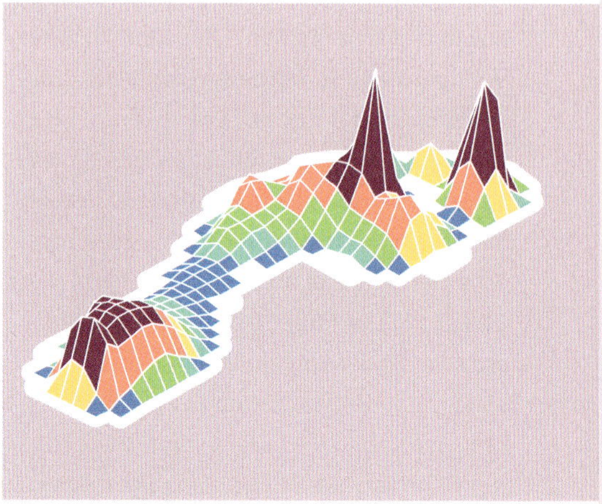

Fußdruckmessung: Die »Bergspitzen« zeigen die schmerzhafte Drucküberlastung bei einem Spreizfuß.

Jetzt kannst du dir hoffentlich besser vorstellen, wie es sich anfühlt, wenn die Körperlast optimal auf beiden Füßen verteilt ist. Du kannst diese Wahrnehmungsübung auch als Blitzübung im Alltag anwenden: in der Warteschlange, beim Zähneputzen, im Haushalt, auf dem Bahnsteig und so weiter. Mit der Zeit automatisiert sich die Übung, der gute und ausgewogene Bodenkontakt deiner Füße wird Teil deines Lebens.

KEIN HALLUX VALGUS OHNE SPREIZFUSS

Kennst du das auch? Nach 20 Minuten Wandern tun dir deine Füße so weh, dass du keinen Schritt mehr weitergehen möchtest? Beim Schuhkauf stellst du verwundert fest, dass deine Füße gefühlt plötzlich eine Nummer größer geworden sind? Du stehst mit deinen neuen Pumps auf einer Party und wünschst dir nichts sehnlicher, als diese hübschen, aber qualvollen Treterchen in die Ecke pfeffern zu können? Das »riecht« nach Spreizfuß. Scheinbar harmlos steht er am Anfang beinahe jedes Hallux valgus. Tatsächlich ist der Spreizfuß das häufigste schmerzhafte Fußproblem bei Erwachsenen. Bei einem Spreizfuß ist das Vorfußquergewölbe nach unten gedrückt, die Mittelfußknochen weichen auseinander und bilden keinen harmonischen C-Bogen mehr. Der Vorfuß verbreitert sich. Die Druckbelastung verschiebt sich von der Großzehe in die Mitte des Vorfußes. Ursache sind meist fehlende Trainingsreize für die Fußmuskulatur – bedingt durch flache Böden, Bewegungsmangel und Bindegewebsschwäche. Der Fuß läuft quasi auf der Felge. Ein Hallux valgus ist die traurige Folge.

WUNDERWERK FUSS

In unseren Füßen befinden sich ein Viertel aller Knochen unseres Körpers. Die 26 Fußknochen werden durch 33 Gelenke und mehr als 100 Muskeln, Sehnen und Bänder zusammengehalten. Mehr als 200 000 Sinneszellen sorgen für Gleichgewicht, Stütze und Orientierung im Raum.

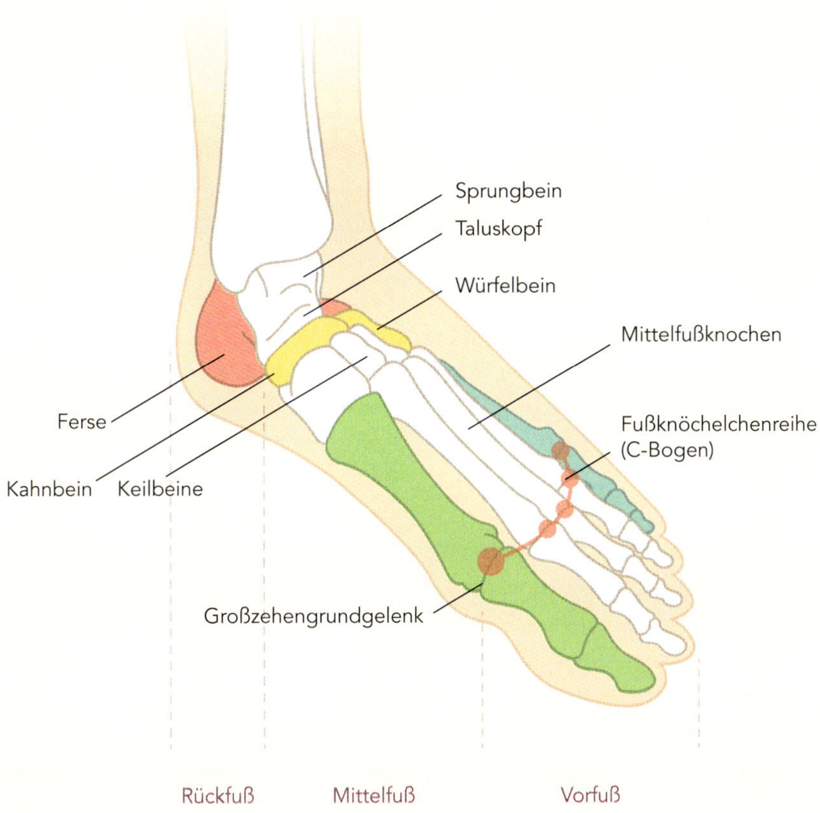

TAG 3
AUA! HIER TUT'S WEH ...

Heute geht es um Schmerz, Einschränkung, verminderte Gehzeit – alles, was dir das Leben schwer macht. Es ist wichtig, dass du dir ein möglichst genaues Bild deiner Befindlichkeit machst. Teste dich selbst!

TEST: WIE GEHT ES DIR?

Schmerz und Leid sind naturgemäß schwer in Worte oder gar in Zahlen zu fassen. Umso wichtiger ist es, jetzt eine ganz persönliche Standortbestimmung vorzunehmen. Diese dient dann auch, um später den Verlauf der Therapie zu beurteilen. Denn bestimmt möchtest du in 28 Tagen wissen, ob es dir besser geht. Oder eben nicht. Dafür ist ein kleiner Selbsttest notwendig und sinnvoll, weil die Einschätzung aus dem Gedächtnis heraus erwiesenermaßen unzuverlässig ist.

AUSWERTUNG

8–12 Punkte:
Deine Beschwerden sind nicht von der Hand zu weisen, aber sie halten sich noch im Rahmen – ohne dein Leben zu dominieren. Entweder es liegt ein Anfangsstadium des Hallux valgus vor oder ein milder Verlauf mit relativ geringen Beschwerden. In diesem Stadium besteht kein zwingender Operationsbedarf. Ein funktioneller Therapieversuch lohnt sich auf jeden Fall. Je nach Verlauf lässt sich dein Problem auf diesem Weg lösen oder zumindest dem weiteren Fortschreiten des Hallux valgus Einhalt gebieten.

13–16 Punkte:
Bezüglich Beschwerden und Leidensdruck liegst du im Mittelfeld. Du merkst, wie wichtig die Füße und die Großzehen sind. Das weitere Vorgehen hängt davon ab, wie lange deine Beschwerden bereits andauern. Du hast noch Mut für eine aktive Übungstherapie? Oder ist dein Geduldsfaden bereits kurz vor dem Reißen? Zwischen Operation und Funktionstherapie gilt es sorgfältig abzuwägen ... Eine Entscheidungshilfe findest du auf **Seite 40**. Im Zweifelsfall gilt: zuerst die funktionelle Therapie und dann die OP.

17–20 Punkte:
Oje! Da kommt einiges zusammen, dein Leidensdruck ist erheblich. In dieser Situation gilt es sehr detailliert abzuklären, wie groß einerseits die Erfolgschancen und andererseits die Risiken einer operativen Korrektur sind. Diese Abwägung gilt es überaus sorgfältig zu treffen. Am besten, du sprichst darüber direkt mit dem Arzt, der dich operieren will.

Meine Anamnese: Wie geht es mir?

	0 Punkte	1 Punkt	2 Punkte	3 Punkte	Gesamt
Wie stark sind meine Schmerzen?	keine	leicht	mittel	stark	
Wie oft habe ich Schmerzen?	nie	selten	täglich	immer	
Wie lange kann ich gehen?		über 1 Std.	über 10 Min.	unter 10 Min.	
Wie stark ist mein Hallux valgus ausgeprägt?		bis 30 Grad	über 30 Grad		
Wie weit schränkt mich der Hallux valgus im Alltag ein?	nicht	leicht	sehr		
Wie weit schränkt mich der Hallux valgus im Beruf ein?	nicht	leicht	sehr		
Wie weit schränkt mich der Hallux valgus in der Freizeit ein?	nicht	leicht	sehr		
Wie stark stört mich der Hallux valgus (bei Betrachtung) kosmetisch?	wenig	stark			
Wie erfolgreich war meine bisherige Therapie?	Besserung/ therapielos	keine Besserung			
Wie empfinde ich die aktuelle Situation?		erträglich		unerträglich	
				Gesamtsumme	

TAG 4
ZEIG HER DEINE FÜSSE!

Ein Hallux valgus ist meist das Ende vom Lied. Verschaffe dir Klarheit darüber, was mit deinen Füßen los ist. Schuhe aus und los geht's!

WIE GEHT'S DEINEN FÜSSEN?

Die nachfolgenden Abbildungen führen dich Schritt für Schritt durch den Fußcheck.

1. DIAGNOSE HALLUX VALGUS

Vermutest du bei dir einen Hallux valgus? Die Diagnose kannst du mit einem Blick auf deine Füße ganz leicht selbst stellen – die große Zehe steht schief mit Ballenbildung an der Innenseite. Wie stark der Hallux valgus ausgebildet ist, kannst du grob abschätzen, wenn du dir die Socken ausziehst und deine Füße zunächst von oben anschaust. Entscheidend ist der Winkel zwischen Großzehe und erstem Mittelfußknochen. Der X-Schiefstand der Großzehe wird in Winkelgraden gemessen. Mehr als 20 Grad gelten als Hallux valgus, mehr als 40 Grad als schwerer Hallux valgus.

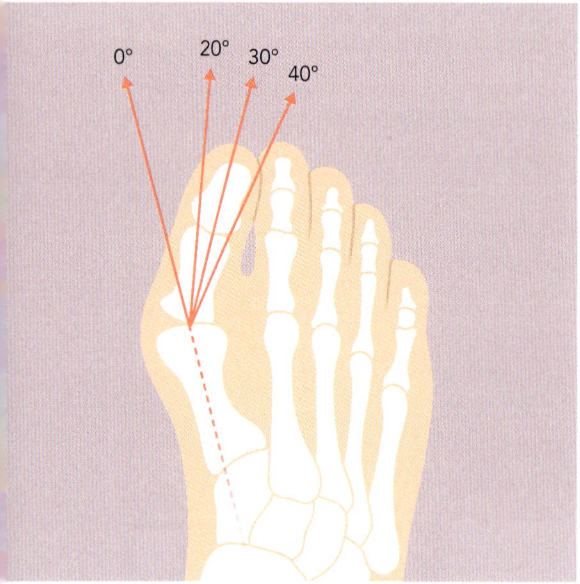

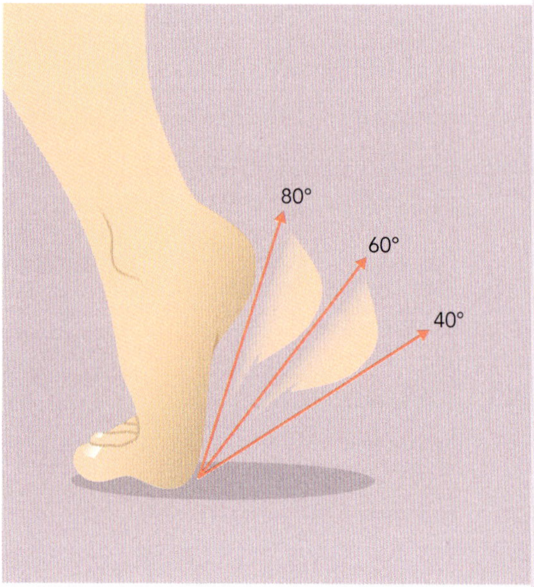

Verwechseln kann man den Hallux valgus mit einem Hallux rigidus, bei dem es mitunter zu einer ähnlichen Ballenbildung kommt. Allerdings liegt der Schwerpunkt hier in der Einsteifung des Großzehengrundgelenks durch eine – zeitweise sehr schmerzhafte – Arthrose. Von einem Hallux rigidus spricht man, wenn die Streckbeweglichkeit des Großzehengrundgelenks vermindert ist. Zum normalen Abrollen des Fußes sind 60–70 Grad erforderlich, beim Hallux rigidus stehen weniger als 60 Grad zur Verfügung.

2. KRALLENZEHEN & CO.

Kein Hallux valgus ohne Spreizfuß und kein Spreizfuß ohne deformierte Zehen – zumindest im Laufe der Zeit. Nimm deine Zehen einzeln in die Finger. Sind sie verformt, aber beweglich und flexibel, lässt sich therapeutisch noch etwas erreichen. Gelingt dies nicht, sind die Zehen eingesteift. Das ist nicht mehr rückgängig zu machen. Mit aktiver Fußgymnastik und guter Fußpflege lässt sich damit aber dennoch gut leben. Wähle deine Schuhe mit Bedacht. Sie sollten genügend Platz für alle Zehen bieten, aber trotzdem gleichzeitig festen Halt.
»Meisterdetektiv Sherlock Holmes« unterscheidet zwischen Krallen-, Hammer- und Reiterzehen. Bei einer Krallenzehe sind beide Zehengelenke stark gebeugt und versteifen mit der Zeit. Bei einer Hammerzehe ist nur das Endglied gebeugt, das Mittelglied bleibt gestreckt. Schreitet eine Krallenzehe dann al-

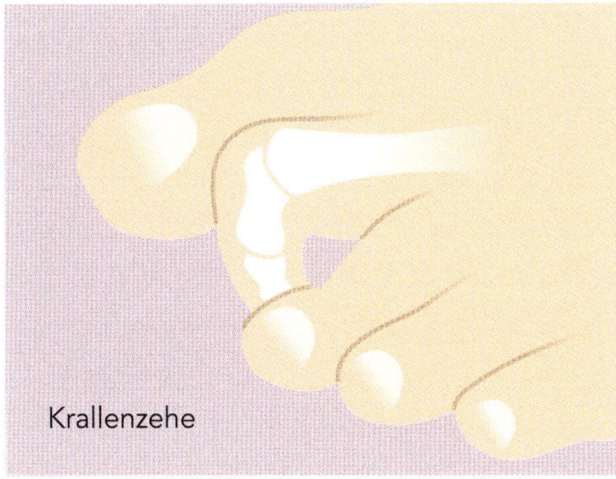

Krallenzehe

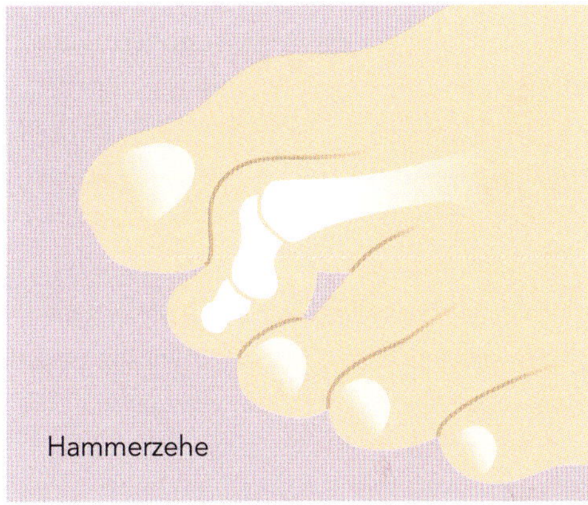

Hammerzehe

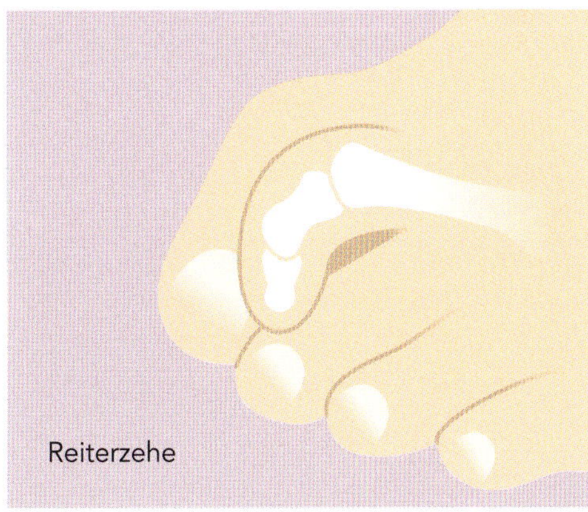

Reiterzehe

lerdings weiter fort, stellt sich die Zehe plötzlich senkrecht auf. In der Folge legt sie sich über die benachbarte Zehe und »reitet« quasi auf ihr – die Reiterzehe.

3. HOHL, PLATT ODER NORMAL?

Ein gesunder Fuß steht mit seiner Außenkante fest auf dem Boden. Auf der Innenseite hebt sich das Längsgewölbe deutlich – etwa zwei Fingerbreit – vom Boden ab. Die ausgeklügelte Architektur des Längsgewölbes entsteht durch Form und Anordnung der Fußknochen und deren »Verspannung« durch Bänder, Muskeln und Sehnen. Stabil und beweglich zugleich ist der Fuß so den komplexen Anforderungen unseres aufrechten Gangs gewachsen.

Ist das Längsgewölbe abgeflacht oder völlig zusammengebrochen, spricht man von einem Senk- oder Plattfuß. Es kann aber auch in die entgegengesetzte Richtung gehen – nach oben. Dann ist das Längsgewölbe auf der Innenseite überhöht und auch auf der Außenseite erkennbar, sodass die Außenkante des Fußes nicht mehr vollständig auf dem Boden aufliegt. Eine Art Tunnel entsteht. Der Fuß hat seine natürliche Elastizität verloren.

Wenn du genau wissen möchtest, wie es um das Längsgewölbe deiner Füße bestellt ist, lässt sich dies mit ganz einfachen Mitteln sichtbar machen. Etwa indem du dich mit feuchten Füßen kurz auf einen hellen Steinboden oder ein Stück Zeitungspapier stellst. Schon siehst du deine Fußspuren. Wenn du jetzt deine Abdrücke mit der Abbildung unten vergleichst, bekommst du einen ersten Eindruck. Beim gesunden Fuß ist das Längsgewölbe deutlich erkennbar. Beim Platt- oder Senkfuß berührt die gesamte Fußsohle den Boden. Und beim Hohlfuß hat der Mittelfuß völlig den Bodenkontakt verloren.

4. DIE FERSE: IM LOT ODER GEKNICKT?

Am besten stellst du dich barfuß mit dem Rücken vor einen Spiegel. So kannst du deutlich sehen, wie deine Achillessehne verläuft. Sie

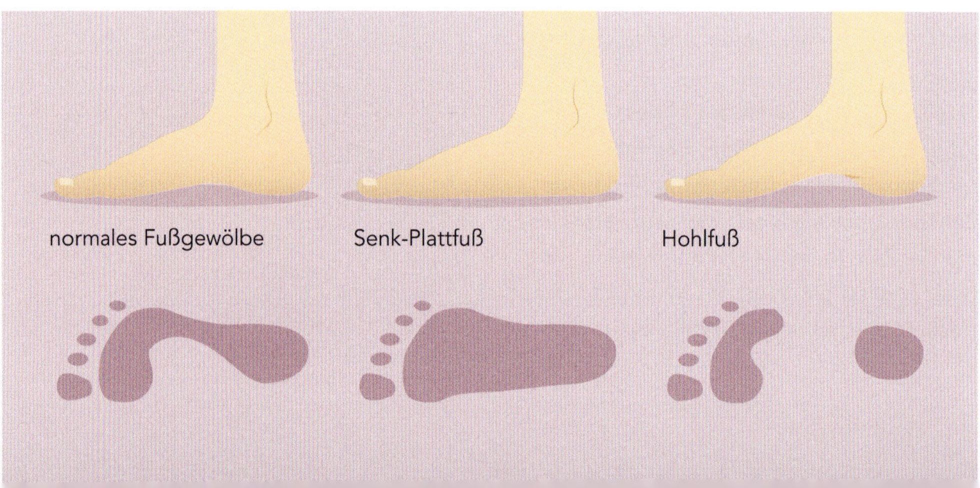

FEUERPROBE

Wenn du ganz genau wissen möchtest, ob deine Ferse Knickfußtendenz hat, teste unter Belastung. Mit Einbeinstand und -hüpfen wird schnell deutlich, wie sich das Fersenbein des Standbeins verhält. Knickt es weg oder bleibt es stabil?

gibt Aufschluss über die Stellung deiner Ferse. Verläuft sie geradlinig und vertikal? Oder ist sie nach innen oder außen gebogen?

5. DIE FUSSACHSEN

Läufst du wie eine Ballerina und setzt deine Füße V-förmig nach außen (divergent) auf? Oder geht es eher in Richtung »großer Onkel«, also A-förmig nach innen (konvergent)? Oder schreitest du mit parallel aufgesetzten Füßen voran? Auch die Bewegungsmuster der sogenannten Fußachsen geben Aufschluss über die Befindlichkeit deiner Füße.

6. DIE BEINACHSEN

Einen letzten Blick wirfst du jetzt bitte auf deine Beine. X oder O ist hier die Frage.

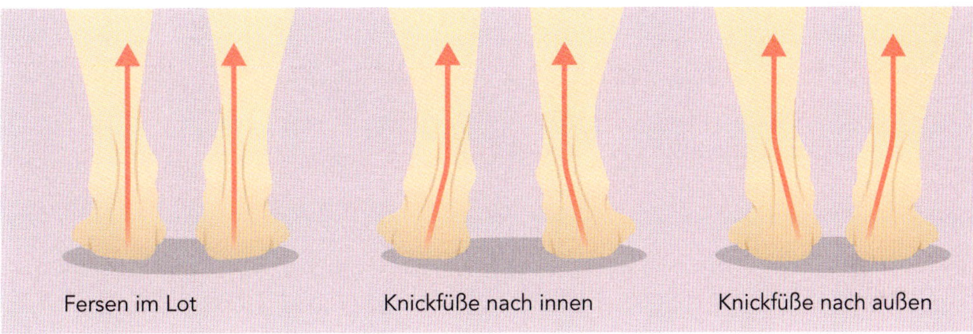

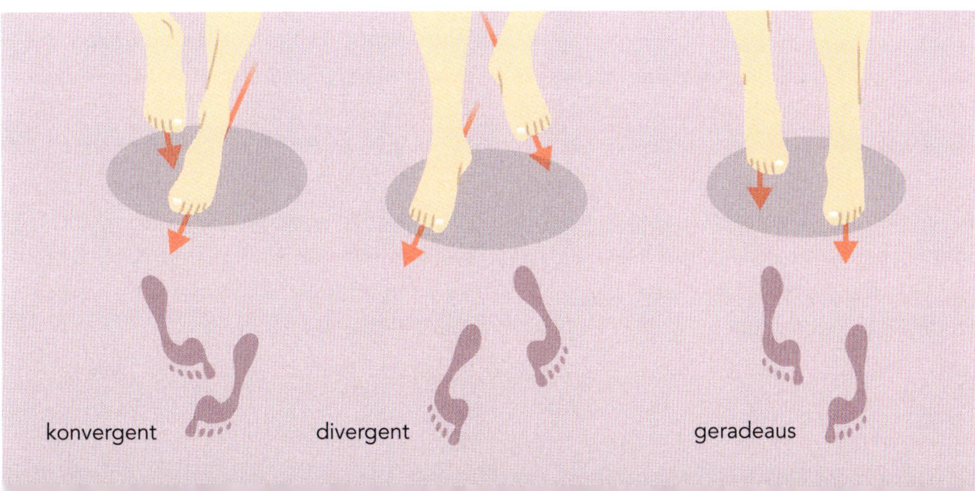

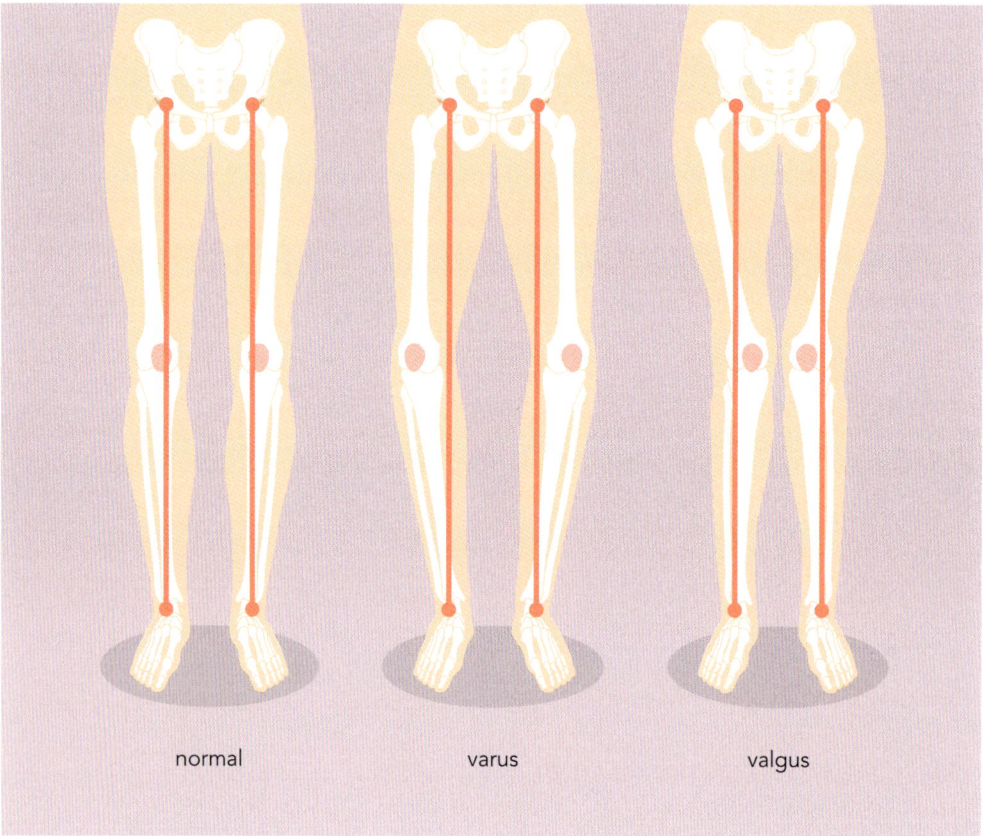

SELBSTCHECK FUSS

Hast du dir das Fußlängsgewölbe von der Seite, die Fersen von hinten, die Füße und Beine von vorne angeschaut? Das ist gar nicht so einfach. Leichter tust du dich, wenn du Spiegel oder Smartphone zu Hilfe nimmst oder jemanden um Hilfe bittest. Denn eins ist klar: Du willst jetzt wirklich wissen, was Sache ist! Und schau genau hin.

Tipp: Verlass dich nicht auf das, was andere gesagt haben. Schau lieber selbst genau hin. Viele Menschen glauben, sie hätten Senkfüße, weil sie solche im Kindesalter hatten.
Tipp: Arztberichte oder Therapieberichte sind eine zusätzliche Möglichkeit, die von dir selbst erhobenen Befunde mit der Expertenmeinung abzugleichen. Kreuze die für dich zutreffenden Befunde an.

Meine Befunde: Wie geht es meinen Füßen?				
1 Hallux valgus	☐ links	☐ Grad	☐ rechts	☐ Grad
2 Krallenzehen	☐ links	☐ rechts	☐ flexibel	☐ fixiert
3 Längsgewölbe	☐ normal	☐ Senk-Plattfüße	☐ Hohlfüße	
4 Fersen	☐ im Lot	☐ Knickfüße nach innen	☐ Knickfüße nach außen	
5 Fußachsen	☐ geradeaus	☐ A-förmig nach innen	☐ V-förmig nach außen	
6 Beinachsen	☐ im Lot	☐ X-Beine	☐ O-Beine	

Bravo! Jetzt hast du den Überblick. Damit stellt sich die nächste wichtige Frage: Wie hängen die verschiedenen Befunde zusammen? Vielleicht sind dir einige Zusammenhänge intuitiv bewusst, andere kannst du am eigenen Körper direkt beobachten und wieder andere wurden dir von ärztlicher oder therapeutischer Seite her erklärt. Es gibt zwei klassische Grundmuster – das X-Beinmuster nach innen und das O-Beinmuster nach außen. Nicht immer hält sich die Natur durchgängig an das Grundmuster, fast alle erdenklichen Kombinationen sind möglich. So etwa nach innen schielende O-Beine oder nach innen geknickte Hohlfüße. Unterm Strich entscheidend ist das, was du siehst.

Typisches X-Beinmuster
X-Beine
Kniescheiben schielen nach innen
Knickfüße nach innen
Senk-Plattfüße
Spreizfüße
Hallux valgus
Krallenzehen

Typisches O-Beinmuster
O-Beine
Kniescheiben schielen nach außen
Knickfüße nach außen
Hohlfüße
Spreizfüße
Hallux valgus
Krallenzehen

TAG 5
DAS GENIALE FUNDAMENT

Deine Füße sind die Verbindung zwischen Körper und Boden. Ihr einzigartiger Aufbau garantiert Leichtfüßigkeit, Standfestigkeit und Trittsicherheit zugleich.

LEBENDIGE FUSSANATOMIE

Der Fuß ist ein Geniestreich der Evolution. Er stellt den Kontakt zwischen Körper und Boden sicher. Die Stoßdämpfung im Vorfuß garantiert Leichtfüßigkeit wie etwa beim Joggen. Die Spiralkraft im gesamten Fuß sorgt für kräftiges Abstoßen und das Fersenlot bietet Trittsicherheit. Du siehst, der Fuß verfügt über eine enorme Beweglichkeit, um sich den Unebenheiten des Bodens anzupassen. Gleichzeitig besitzt er hohe Stabilität. Beweglichkeit und Stabilität in einem – wie ist das überhaupt möglich?

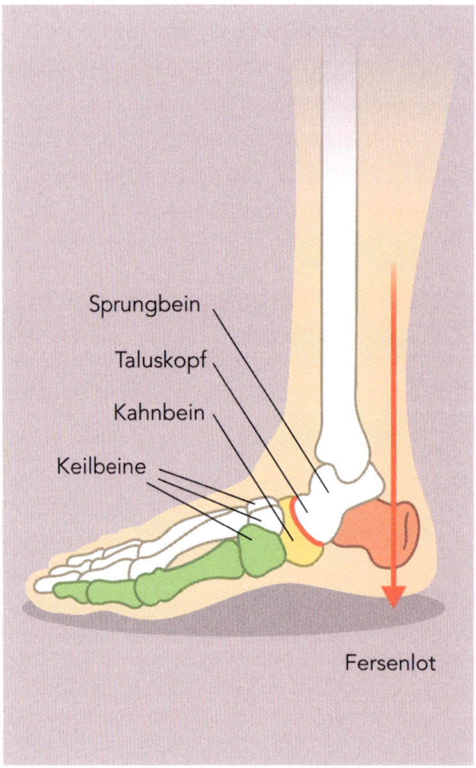

Heute bitte ich dich, kurz die Schulbank zu drücken. Ich weiß, das macht nur mäßig Spaß, aber es muss sein. Ganz konkret geht es um drei Dinge:

- Fersenlot hinten
- Spiralkraft im Mittelfuß
- Stoßdämpfung im Vorfußbereich

FERSENLOT

Schau dir deine Fersen genau an – von oben, von der Seite und im Spiegel von hinten. Wenn die Arme lang genug sind, ertaste den Fersenknochen. Beide Fersen müssen senkrecht stehen, dem Lot der Schwerkraft entsprechend. Daher der Begriff »Fersenlot«. Es ist wie mit dem Turm von Pisa! Dieser ist 5 Grad zur Seite geneigt. Klingt nach wenig, führt aber zu erheblichen statischen Problemen. Gleiches gilt für die Ferse: Jedes Grad Kippung beeinträchtigt die komplexe Statik von Fuß und Bein. Chronische Fehlbelastung der Ferse bedeutet mechanischen Stress für den gesamten Fuß.

SPIRALKRAFT

Das Fußlängsgewölbe ist spiraliger Natur. Im Fersenbereich stehen die Fußwurzelknochen senkrecht übereinander, während sich die Zehen horizontal nebeneinander befinden. Dazwischen ist das Fußskelett in sich verschraubt. Das spiralige Fußlängsgewölbe zieht von der Außenkante der Ferse hinten nach vorne-innen zum Großzehengrundgelenk. Beweglichkeit und Stabilität müssen auf sehr engem Raum gewährleistet sein. Die Natur hat das Problem so gelöst: Ein »Kugelgelenk« für die 3-D-Beweglichkeit und gleich daneben drei Keilbeine für die Stabilität – ganz schön clever! Im Detail:

- **Das Kugelgelenk:** Der Sprungbeinknochen besitzt nach vorne hin einen kugelrunden Gelenkkopf, den Taluskopf. Das schalenförmige Kahnbein kann so in alle Richtungen drehen **(siehe Seite 30 und 21)**
  Tipp: Erspüre die Prominenz des Kahnbeinknochens auf der Fußinnenseite, fingerbreit vor dem Innenknöchel des Fußes. Genau hier befindet sich das Kugelgelenk.
- **Die drei Keilbeine:** Die Keilbeine gewährleisten die Stabilität im Längsgewölbe des Fußes – ähnlich wie die Abschlusssteine eines römischen Torbogens.
  Tipp: Die Keilbeine befinden sich zwei Fingerbreit vor dem Kahnbein.
- **Kugelgelenk und Keilbeine** befinden sich in unmittelbarer Nachbarschaft zueinander. Viele Fußprobleme entstehen dadurch, dass das Kugelgelenk einsteift und die Bänder zwischen den Keilbeinen ausleiern. Verkehrte Welt! Die Funktionsübungen in diesem Buch zielen auf die Wiederherstellung der Beweglichkeit im Kugelgelenk und die Wiederherstellung der Stabilität im Keilbeinbereich ab.

STOSSDÄMPFUNG

Vorne im Fuß befindet sich ein Dutzend kleiner Muskeln, die teils in Quer- und teils in Längsrichtung verlaufen. In ihrer Gesamtheit bilden sie ein flaches »muskelgesichertes Vorfußquergewölbe«, das ähnlich einer Blattfeder Schritt für Schritt nachgibt und dem Menschen zu seinem federnden und elastischen Gang verhilft.

Fehlt die Muskelaktivität im Vorfuß – was leider häufig der Fall ist –, prallen die Mittelfußköpfchen Schritt für Schritt ungedämpft auf den Boden. Kein Wunder bildet sich hier Hornhaut – der schmerzhafte Spreizfuß ist damit programmiert.

Tipp: Am Übergang der fünf Zehen in den Vorfuß befinden sich die fünf Zehengrundgelenke. Hier kannst du die Köpfchen der fünf Mittelfußknochen ertasten und sehen. Die fünf Mittelfußköpfchen bilden einen C-Bogen – das muskuläre Vorfußquergewölbe.

TAG 6
SELBST IST DIE FRAU!

Eine gute und zugleich schlechte Nachricht: Das Schicksal deiner Füße liegt in deinen Händen. Gut, weil du selbstwirksam etwas für deine Fußgesundheit tun kannst. Schlecht, weil du es auch tun musst.

DU HAST ES IN DER HAND

Finde jetzt heraus, welchen Stellenwert eine Übungstherapie für dich hat. Die folgenden sechs Aussagen helfen dir zu erkennen, wie gut du und das Anti-Hallux-valgus-Programm wirklich zusammenpassen.

Du kannst Einfluss nehmen auf die Gesundheit deiner Füße – im Guten wie im Schlechten.

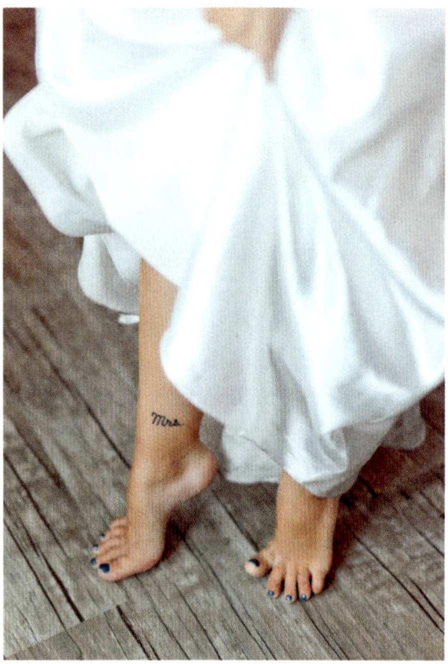

Um das herauszufinden, beantworte bitte jetzt diese sechs Fragen:

- Besteht dein Fußproblem seit mindestens 3 Monaten?
- Kannst du die Entstehung deiner Fußbeschwerden nachvollziehen und verstehen?
- Bist du der Überzeugung, selbst aktiv zur Lösung beitragen zu können?
- Bist du vom Typ her eher ein aktiver Typ – ein Bewegungsmensch?
- Hast du bereits positive Erfahrung mit Übungstherapien gemacht?
- Bist du motiviert, selbst etwas zur Lösung beizutragen?

Je öfter du die obigen Fragen mit »Ja« beantworten kannst, umso besser stehen deine Chancen, durch Training eine nachhaltige Verbesserung deines Fußproblems zu erzielen. Denn letztlich erfordern Selbsthilfe und Funktionstherapie die Bereitschaft zu lernen genauso wie die Geduld und die Beharrlichkeit dranzubleiben, auch wenn es nicht auf Anhieb mit Riesenschritten vorangeht. Und das ist nicht jedermanns Sache.

DIE VIER SÄULEN DER SELBSTHILFE

Jetzt möchte ich dir aufzeigen, was Selbsthilfe beinhaltet. Sie besteht aus vier Elementen:

- Schlüsselelement sind ausgewählte Funktionsübungen. Das Anti-Hallux-vagus-Programm beinhaltet zwölf Übungen. Jede Funktionsübung durchläuft vier Lernstufen: kennenlernen … wahrnehmen … anwenden … automatisieren. Das Ziel besteht darin, die chronische Fehlbelastung der Füße im Alltag, im Beruf und in der Freizeit zu korrigieren.
- Hilfsmittel vom Typ »Hardware«. Dazu gehören neben Schuhen, Einlagen und Pelotten auch Bandagen und Schienen – einfach alles, was den Füßen und Zehen hilft, ihre Spur wiederzufinden. Hilfsmittel vom Typ »Hardware« wirken unterstützend, ohne die aktiven Übungen zu ersetzen.
- Hilfsmittel vom Typ »Software«. Dazu zählt alles, was dir und deinem Anti-Hallux-valgus-Projekt weiterhilft:
  - Bücher wie zum Beispiel der Bestseller *Gut zu Fuß ein Leben lang*. Hier findest du neben Übungen für den Hallux valgus auch Spezialübungen für alle anderen Fußprobleme wie Platt- oder Spreizfuß, Knick- oder Hohlfuß, Fersensporn oder Arthrose.
  - »Learning by Teaching«, was so viel bedeutet wie Lernen durch Erklären. Wenn du dein Fußproblem einer guten Freundin erklärst, werden dir dadurch die Zusammenhänge bewusster und klarer.
  - Kleine und große Motivationshelfer wie zum Beispiel eine Checkliste, ein Reminder auf dem Smartphone, Mister Google, Blogs oder ganz klassisch ein Tagebuch …
- Unterstützung durch Expertinnen und Experten wie Fußchirurgen, spezialisierte Physiotherapeuten, Orthopädietechniker oder Lauftrainer. Expertenmeinungen sind in der Psyche des Menschen mächtige Instanzen, weil wir ihnen vertrauen wollen … und oft auch müssen. Gleichzeitig verdienen diese Experten ihren Lebensunterhalt durch OP, Therapie oder Einlagen – was zwangsläufig die Unabhängigkeit der geäußerten Meinung beeinträchtigen kann.

JUST DO IT!

Vergiss einen kleinen Moment lang alle Motivationsbücher, Videos, Reden und Schulungen. Vergiss Ratschläge von Berufsoptimisten und Zuversichtsprofis. Sie hängen die Latte sehr hoch. Von den 10 wichtigsten Schritten zur Selbstmotivation merk dir nur einen einzigen: Tu es. Fang an! Nur wenn du angefangen hast, wirst du auch weitermachen. Wenn es anstrengend wird, gönne dir eine Pause und kuschle mit deinem inneren Schweinehund. Und dann mach einfach weiter. Verwöhne dich und deine Füße mit kleinen Schritten.

TAG 7
DAS GROSSE ÜBUNGSRAD

Kennenlernen, wahrnehmen, anwenden, automatisieren, nächstes Ziel anpeilen – so funktionieren die Funktionsübungen des Anti-Hallux-valgus-Programms.

JA, ICH WILL!

Das geflügelte Wort besagt: Wenn du möchtest, dass sich was ändert, musst du etwas ändern! Das ist Gesetz. Bleibt alles beim Alten, bekommst du mehr von dem, was du bereits hast. Mit anderen Worten: Wenn sich deine Füße zum Bessern verändern sollen, musst du deine Belastungsgewohnheiten im Alltag ändern. Anders geht es nicht.
Der Natur wohnen mächtige Selbstheilungskräfte inne, die, einmal zum Leben erweckt, mehr erreichen können, als die Medizin allgemein für möglich hält. Unter der Voraussetzung, dass sich ungünstige Belastungsmuster in günstige verwandeln.

BLITZÜBUNGEN FÜR DEN ALLTAG

Kein Mensch kann oder soll den ganzen lieben Tag lang an seine Füße denken. Nein, so ist das nicht gedacht, da gibt es eindeutig bessere Lösungen. »Üben nach dem Zufallsprinzip« zum Beispiel: Immer wenn es irgendwo klingelt – sei es nun das Telefon, die Kirchenglocke oder die Türklingel –, richtest du deine Fersen blitzschnell im Lot aus. Dabei ist es vollkommen egal, ob du gerade sitzt, stehst, gehst, joggst oder eine Leiter raufkletterst. Wichtig für die Automatisierung der Blitzübungen sind zwei Aspekte:

- Der »Auslöser« – das Klingeln – muss unvorhersehbar sein. Am besten funktioniert das nach dem Zufallsprinzip.
- Je öfter, desto besser. Am besten 20- bis 50-mal pro Tag, ein vereinzeltes Klingklang reicht nicht aus.

Alle zwölf vorgestellten Funktionsübungen (Tag 11 bis 24 ab **Seite 44**) sind im Sinne einer Blitzübung alltagsfähig. Hier darfst du durchaus kreativ werden, denn der Alltag eines jeden Menschen ist individuell. Und demnach auch die Gelegenheiten, die Übungen zu integrieren. Tag für Tag, Stunde für Stunde, Moment für Moment.
Das Gehirn lernt durch Veränderung! Neues entdecken, Hirnzellen aktivieren und hinspüren – anstelle von mechanischer Ausführung und starrer Wiederholung. Die pädagogische Forschung weiß heute: Wer Neues lernt, hat mehr vom Leben. Dies gilt für Kopf wie Fuß.

AKTIVE FUNKTIONSÜBUNGEN

Aktive Funktionsübungen docken an die angeborene Bewegungsintelligenz und an das

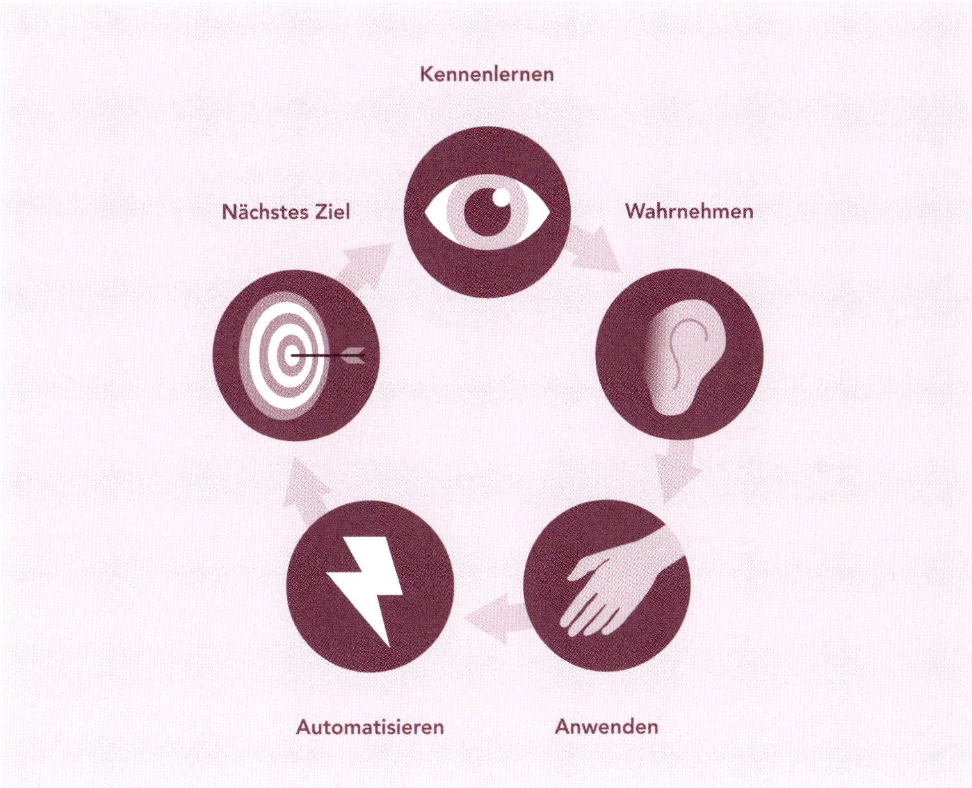

Bewegungslernen an und erfolgen in fünf in der Praxis bewährten Schritten:

- **Kennenlernen:** Du musst dein Fußproblem und dessen Lösung in groben Zügen verstehen. Zum Beispiel so: Die Knickfüßigkeit der Ferse führt zum Senkfuß (fehlende Spiralkraft im Mittelfuß) und mit der Zeit zum Spreizfuß (Verlust der Federkraft im Vorfuß); der Vorfuß wird immer breiter, die langen Sehnen ziehen die Großzehe schließlich zur Kleinzehenseite in den X-Schiefstand. Oder so – ein anderes Szenario: Vorne zu enge Schuhe zwingen die Großzehe direkt in die Hallux-valgus-Fehlstellung (**siehe Seite 9**).
- **Wahrnehmen:** Die Selbsthilfe beginnt im Kopf, die Wahrnehmung beginnt im Fuß. Beides gehört zusammen. Du möchtest gekippte Fersen wieder ins Lot bringen oder kollabierte Fußgewölbe motorisch

gezielt ansteuern? Eine präzise Eigenwahrnehmung ist Voraussetzung. Es gilt den Unterschied zwischen Ist- und Sollzustand wahrzunehmen, den Unterschied zwischen richtig und falsch, zwischen günstig und ungünstig, zwischen gewohntem und neuem Bewegungsmuster.

- **Anwenden:** Jetzt folgen die gezielten Übungen. Mit ihrer Hilfe wird sowohl die Beweglichkeit verbessert als auch die Kraft im Fuß erhöht. So wird beispielsweise das kugelige Taluskopfgelenk im Fuß ganz gezielt mobilisiert **(siehe Seite 58)** oder der Vorfuß mit seinem Quergewölbe systematisch gekräftigt **(siehe Seite 66)**.

LERNEN GEHT IMMER

Hurra – du bist mit Bewegungsintelligenz ausgestattet. Wenn du übst, arbeiten Kopf und Körper zusammen und funktionieren als Einheit - egal ob du »Fersenlot« übst oder den schwierigen Tennisaufschlag. Du kannst jederzeit und in jedem Alter neue Bewegungen erlernen. Und du kannst bereits erlernte Bewegungen verändern. Das funktioniert nicht immer mühelos. Erlerntes hat sich im Laufe der Zeit gefestigt und automatisiert. Veränderung braucht Achtsamkeit: Um eine Bewegung »richtiger« zu machen, brauchst du eine präzise Bewegungsvorstellung.

- **Automatisierung im Alltag:** Der Alltag ist Übungsfeld und Prüfstein zugleich. Wenn ich beispielsweise am frühen Morgen brav 5–10 Minuten die Übung »Fersenlot« **(siehe Seite 56)** mache und den Rest des Tages mit Knickfüßen durch die Gegend laufe, kann die Übung nicht zum Erfolg führen. Sinn und Zweck aller Funktionsübungen besteht darin, den jeweiligen Übungsinhalt im Alltag umzusetzen.
- **Nächstes (Etappen-)Ziel:** Das Gehirn braucht regelmäßig neuen Input. Nichts ist schlimmer, als monatelang die gleichen Übungen mit unverändertem Schwierigkeitsgrad zu machen. Stell dir vor, du würdest heute noch ABC-Schreibübungen machen! Deshalb gilt: Stell sicher, dass dein Gehirn fortlaufend neuen Input in Form von hochwertiger und für deine Situation relevanter Information bekommt.
  - Lies noch einmal nach.
  - Vertiefe dein Verständnis für die Zusammenhänge von Bewegung und Anatomie.
  - Besorge dir frischen Input von einer Therapeutin oder einem Therapeuten.
  - Verdichte deine Gedanken zu Erkenntnis. Die kann auftauchen als neue Empfindung, als überraschende Körperwahrnehmung oder als Bewegungsablauf.

HAPPY FEET

Wann hast du deinen Füßen zuletzt etwas Gutes getan? Keine Ahnung? Dann wird's höchste Zeit, sie zu verwöhnen – ab sofort und jeden Tag!

Verwöhnprodukte für die Füße gibt's wie Sand am Meer, von Lotionen, über Peelings bis zu Vitalpacks. Alles toll für Mensch und Fuß. Aber deine Füße lechzen nach größeren Abenteuern. Gib ihnen zurück, was sie am besten können, was sie aber im modernen Leben (fast) verlernt haben: Schenke ihnen Aktivität, gib ihnen was zu staunen und erwecke sie so zu neuem Leben!

BORN TO BE WILD

Geh barfuß bei möglichst vielen Gelegenheiten (zu Hause geht immer). Schicke deine Füße in den Sand (Strand, Wüste, Beachvolleyballfeld), auf eine taufeuchte Wiese (jeden Schritt achtsam setzen und hinspüren). Leite sie über das Abenteuerland eines Barfußparcours (gibt's fast überall) mit verschiedensten Untergründen. Geh im Winter barfuß im Schnee, im Sommer im Matsch – kostet etwas Überwindung, ist aber grandios.

MACH DEINE FÜSSE AN

Die 200 000 Nervenenden in deinen Füßen sehnen sich nach Aufmerksamkeit und Reizen. Alles, was du brauchst, ist Fantasie. Im Übrigen: Was du deinen Füßen Gutes tust, freut auch die Füße deines Partners (und umgekehrt). Sie lieben Kitzeln (Federn sind prima), Darüberstreichen mit Eiswürfeln. Fußmassage sanft oder kräftig (muss man nicht »können«, wichtig ist die Berührung). Rolle eine Holzkugel darüber. Rubble sie, ziehe deine Fingernägel an ihnen entlang. Spiele mit den Zehen (Fuß an Fuß oder mit Partnerfüßen). Drücke, ziehe, dehne deine Füße. Sie lieben alle Reize, du kannst tatsächlich kaum etwas falsch machen.

Medizinischer Hinweis: Ausgenommen von der »Geh-barfuß-Regel« sind Menschen mit Diabetes oder Durchblutungsstörungen. Hier ist die damit verbundene Verletzungs- und Infektionsgefahr zu groß.

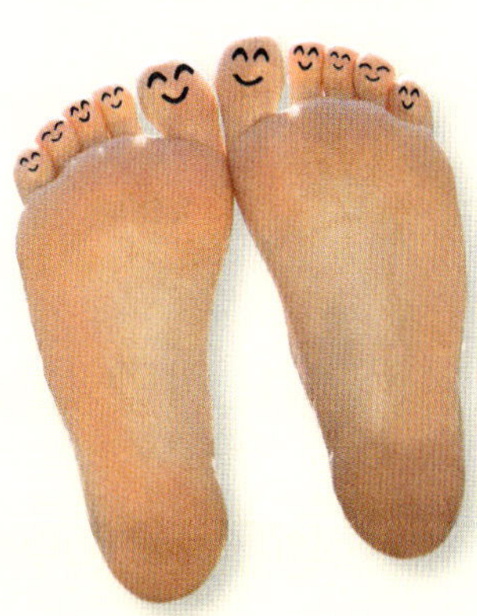

TAG 8
MEINE FUSS-OP

Über jedem Hallux valgus schwebt irgendwann die Frage: Operation ja oder nein? Eine Entscheidung, die du sehenden Auges treffen solltest.

JETZT MAL KLARTEXT!

Jede Operation ist im wahrsten Sinne des Wortes eine einschneidende Angelegenheit. Umso wichtiger, sich eingehend mit dem »Was, Wie und Warum?« zu beschäftigen.

DIE ZAHL DES TAGES: 152 578

Ein Blick auf die Operationsstatistik von 2005 bis 2017 (Quelle: Gesundheitsberichterstattung des Bundes (GBE) für Deutschland) ist mehr als aufschlussreich. Die operativen Eingriffe an Mittelfußknochen und Zehen haben in den letzten zwölf Jahren um mehr als die Hälfte zugenommen.

2005 96 433 Eingriffe
2017 152 578 Eingriffe

Zum Vergleich: Missgebildete Füße bei Neugeborenen und Säuglingen wurden vor

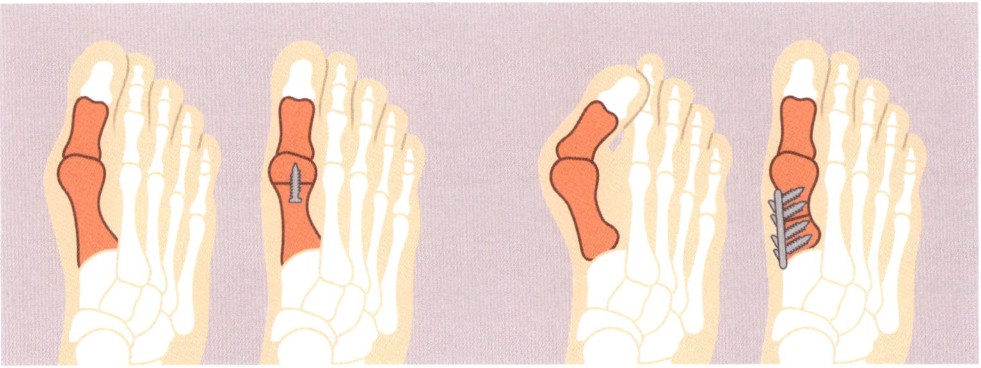

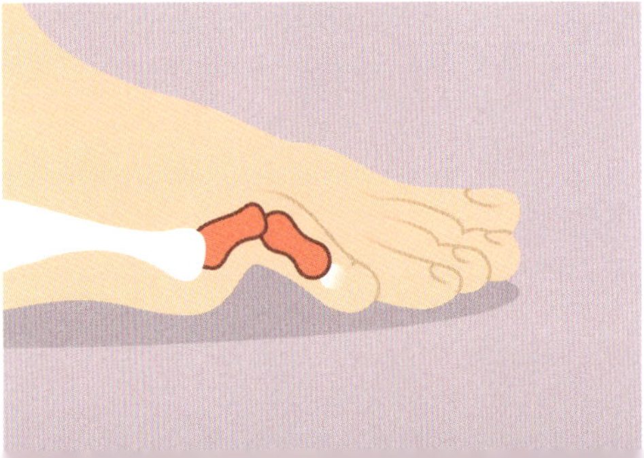

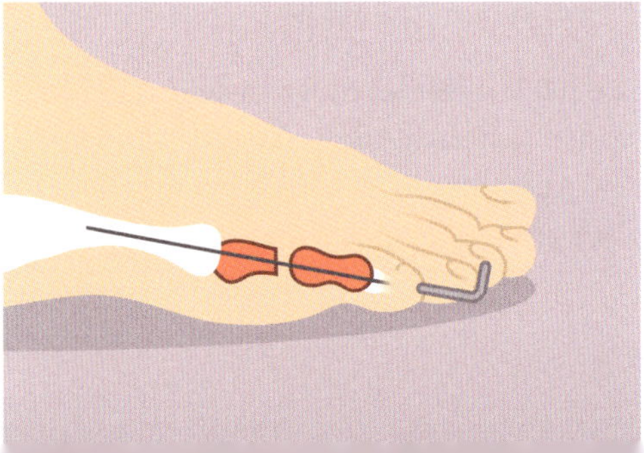

Hallux valgus	Ort der Knochendurchtrennung	Operationsverfahren
leichte Form	1. Mittelfußknochen vorne	Austin / Chevron
mittelschwere Form	1. Mittelfußknochen mittig	Meyer / Akin & Scarf
schwere Form	1. Mittelfußknochen hinten	Umstellungsoperation
schwere Form	1. Mittelfußknochen und Keilbein	Lapidus-Versteifung

Die gängigsten Operationsverfahren: Welche Methode infrage kommt, hängt vom Schweregrad des Hallux valgus ab.

zwölf Jahren 1000-mal seltener operiert – und heute sogar noch seltener.
2005 95 Eingriffe
2017 32 Eingriffe

OPERATION: PRO UND KONTRA

Die Positivliste:

- Die Fußoperation ist die schnellste und gründlichste Option, um einen Hallux valgus zu korrigieren.
- Die Fußchirurgie hat in den letzten 20 Jahren enorme Fortschritte erzielt.
- In 85–90 Prozent der Fälle ist mit einem erfolgreichen Ergebnis zu rechnen.

Die Negativliste:

- Korrigiert wird die Fehlstellung, nicht deren eigentliche Ursache!
- Komplikationen sind selten, können aber mitunter schwerwiegend sein und ein Leben lang andauern!
- Viele Fußchirurgen wissen zu wenig über das Anti-Hallux-valgus-Programm.

SO WIRD OPERIERT

Das Prinzip der Korrekturoperation eines Hallux valgus besteht in der Durchtrennung des 1. Mittelfußknochens – anschließend werden die Knochen in korrigierter Stellung wieder zusammengeschraubt. Je nach Ausmaß der Fehlstellung wird der Knochen an anderer Stelle durchtrennt. Rotationsfehlstellungen müssen mitberücksichtigt werden. Je nach Situation werden Krallen- und Hammerzehen korrigiert und verkürzte Bänder, Sehnen und Gelenkkapseln durchtrennt, damit die Zehen wieder in ihre angestammte Position zurückfinden. Bei einer Zehen-OP wird das Mittelgelenkköpfchen entfernt und die Zehe mithilfe eines Längsdrahts stabilisiert. Damit du weißt, wovon die Rede ist, solltest du dir einen Überblick über die gängigsten Operationsverfahren verschaffen (siehe Tabelle oben). Welche Methode infrage kommt, hängt unter anderem vom Schweregrad des Hallux valgus ab.

TAG 9
OPERATION JA ODER NEIN?

Jede noch so kleine Operation ist ein Eingriff in deinen Körper. Diese Entscheidung wirst du nicht leichtfertig treffen. Pro und Kontra wollen gründlich abgewogen sein – mit Gefühl und mit Verstand.

Hand aufs Herz: Bist du einer OP gegenüber eher skeptisch oder optimistisch eingestellt? Vielleicht hegst du sogar übertriebene Skepsis? Oder ganz im Gegenteil blauäugigen Zweckoptimismus? Die Entscheidung »OP ja oder nein« will mit Herz und Verstand getroffen werden. Denn nur so kommst du zu einer guten Entscheidung.

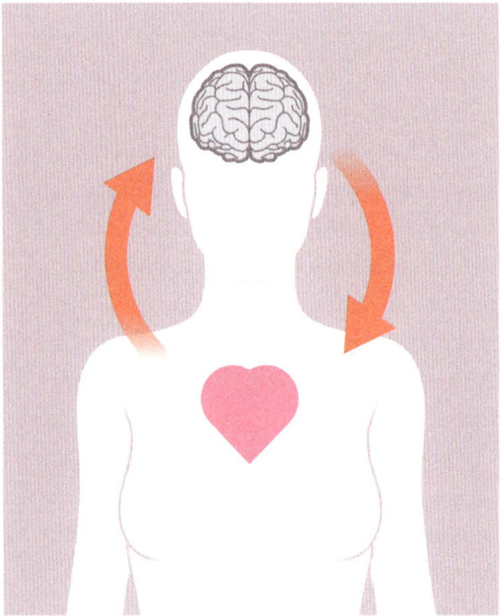

PRO OP

- Gute Gründe: starke Beschwerden, massive Fehlstellung, erfolglose Funktionstherapie. Der Leidensdruck ist zu groß und du siehst keine Möglichkeit mehr, selbst etwas an der Situation zu ändern.
- Falsche Gründe: fehlende Übungsbereitschaft oder falsches Üben. Du denkst, du hättest schon alles probiert, dabei hast du die Funktionsübungen ungenau ausgeführt und nicht im Alltag automatisiert. Schlechte Ratgeber sind Ungeduld, Blauäugigkeit und blindes Vertrauen. Lass dich weder von Angehörigen und Freunden noch von deiner Versicherung oder von sonst wem zur OP drängen.

KONTRA OP

- Gute Gründe: positive Erfahrungen mit Funktionstherapie und der Aktivierung von Selbstheilungskräften.
- Falsche Gründe: Angst vor der Operation. Angst ist ein schlechter Ratgeber – und ein mächtiges Gefühl. Denn Angst macht eng und kann dazu führen, dass man sich mitunter grundlos in etwas verrennt.

OPTIMISMUS

Fake-Optimismus blendet Risiken aus, echter Optimismus schaut dem Risiko ins Auge und glaubt anschließend an ein positives Ergebnis. Zur Risikoklärung solltest du dir die folgenden drei Fragen stellen:

- Hast du den maximalen Nutzen und das maximale Risiko sorgfältig gegeneinander abgewogen?
- Bist du willens, mit deiner Entscheidung zeitlebens in Frieden zu leben, falls bei der OP etwas schiefgehen sollte und das Ergebnis nicht deinen Erwartungen entspricht?
- Hast du das Potenzial der nichtoperativen Therapiemethoden wirklich ausgeschöpft?

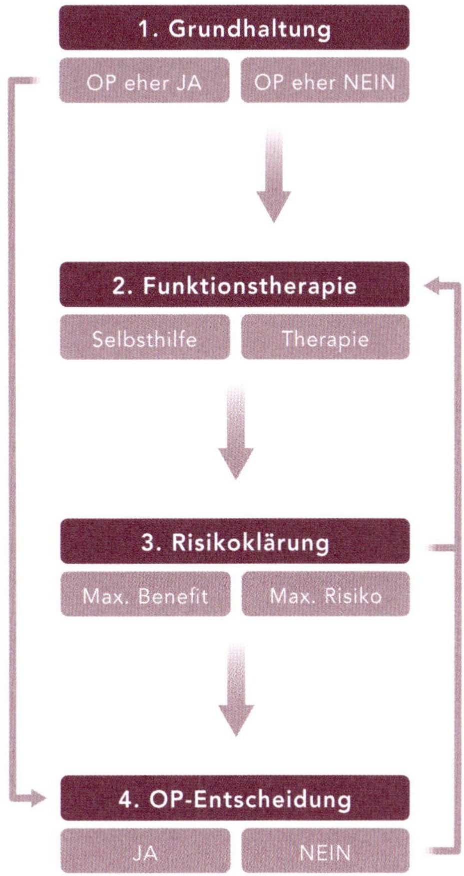

MOTIVATION UND ENTSCHEIDUNG

Operation und Funktionstherapie sind keine Gegensätze – im Idealfall ergänzen sie sich. Manche Patienten und Patientinnen wünschen vor der OP noch einen »letzten Therapieversuch«. Andere wiederum möchten ihren Fuß »gezielt auf die Operation vorbereiten«. Alles gute Gründe, das Schicksal der Füße bereits vor der OP in die eigenen Hände zu nehmen.

Ein Entscheidungsstammbaum (siehe Abbildung oben) veranschaulicht den Prozess, den du idealerweise vor deiner Entscheidung durchlaufen hast. Am Anfang steht die Grundhaltung, es folgen Therapieversuch und Risikoklärung und ganz am Schluss wird eine Entscheidung getroffen.

Es gibt zwei Arten von Operationen: Notfalloperationen und Wahleingriffe. Die Hallux-valgus-Operation ist in aller Regel ein Wahleingriff. Das bedeutet: Man kann jetzt operieren, aber auch später, die OP läuft bestimmt nicht davon.

TAG 10
MEILENSTEIN – EIN BLICK ZURÜCK!

Kaum zu glauben! Du hast die ersten zehn Tage deines Anti-Hallux-valgus-Programms geschafft. Lass noch einmal Revue passieren, welche Schritte du gegangen bist – bevor es morgen ans Tun geht.

MIT GROSSEN SCHRITTEN VORAN

Bravo! Du hast es bis zum ersten Meilenstein geschafft und dir einen umfassenden ersten Überblick verschafft. Das ist die Basis dafür, dass du eigenverantwortlich und hoffentlich motiviert voranschreitest und leichten Fußes alle weiteren Schritte gehen kannst. Hier der Rückblick auf den Weg, den du während der letzten zehn Tage gegangen bist:

- Hallux valgus: Erste Hilfe und Steckbrief
- Meine Füße: Bodengefühl und Leistungsnachweis
- Meine Beschwerden: der Selbsttest
- Meine Befunde: in Wort und Bild
- Anatomie: mobiler Taluskopf und stabile Keilbeine
- Selbsthilfe: Pro und Kontra
- Funktionstherapie: Pro und Kontra
- Operation: Pro und Kontra
- Meine Entscheidung: OP ja oder nein
- Meilenstein: Rückblick und Vorschau

Dein Fuß wurde Jahre oder gar Jahrzehnte lang falsch belastet. Was über lange Zeit deformiert wurde, kann sich nicht über Nacht geraderichten. Veränderungen brauchen unterschiedlich lange Zeit – hier die allgemeine Erfahrungsregel:

- Das Körperbewusstsein kann sich innerhalb von Minuten ändern.

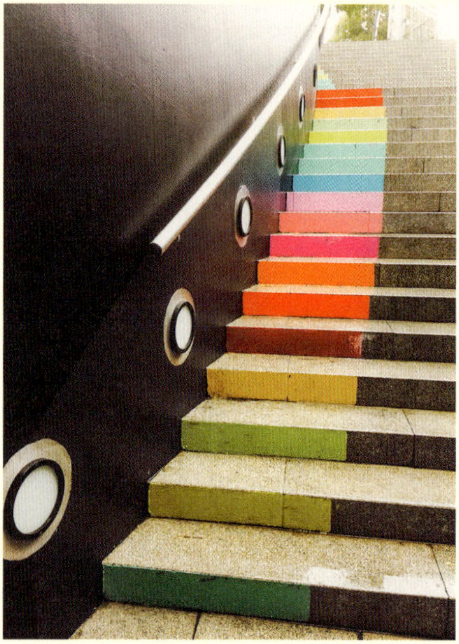

Jeder einzelne Tag ist ein weiterer wichtiger Schritt zum Erfolg deines Anti-Hallux-valgus-Projekts.

- Die Haltungs- und Belastungsgewohnheiten benötigen Wochen.
- Die Strukturanpassung der Muskeln, Bänder und Knochen beansprucht Monate.

MEMO ÜBUNGSPRAXIS: GEZIELT & ALLTAGSTAUGLICH

Der für die Nachhaltigkeit entscheidende Punkt ist die Änderung der Gewohnheiten im Alltag. Auf den zweiten Blick schon fast logisch: Jeden Morgen 10 Minuten brav üben und den Rest des Tages in alteingeschliffene Fehlmuster zurückzufallen – so funktioniert es nicht! Wirkungsvolle Übungen verfeinern deine Wahrnehmung so, dass du die Übung im Alltag automatisieren kannst: Sitzen, Stehen, Gehen, Treppe rauf und runter … Der Alltag ist Sprungbrett und Prüfstein zugleich. Und bestimmt maßgeblich den Therapieerfolg. Schmerzen haben eine ganz eigene Zeitdynamik. Du kannst dich innerhalb von Tagen, Wochen oder Monaten verbessern. Manchmal verschwinden sie innerhalb verblüffend kurzer Zeit, in anderen Fällen bleiben sie hartnäckig bestehen.

Das Anti-Hallux-valgus-Programm bietet dir für die kommenden 12 + 1 Tage jeden Tag eine Funktionsübung. Einige werden dir leichtfallen, andere werden dir anspruchsvoll oder gar schwierig erscheinen. Das ist völlig normal! Die Ursachen für die Unterschiede liegen weniger in den Übungen selbst als in deinen Füßen und ihrer ganz individuellen Geschichte. Hier das goldene Dutzend der Anti-Hallux-valgus-Übungen – drei Blöcke mit je vier Übungen:

Übersicht Funktionsübungen

Block A **Fokus Bein**		Block B **Fokus Fuß**		Block C **Fokus Vorfuß**	
Homo erectus	S. 46	Fersenlot	S. 56	C-Bogen	S. 66
Beinspirale	S. 48	Taluskopf mobil	S. 58	Pelotten-Feeling	S. 68
Vierpunkte-Stand	S. 50	Keilbeine stabil	S. 60	Formel 1	S. 70
Flamingo	S. 52	GZGG-Anker	S. 62	Anti-valgus	S. 72

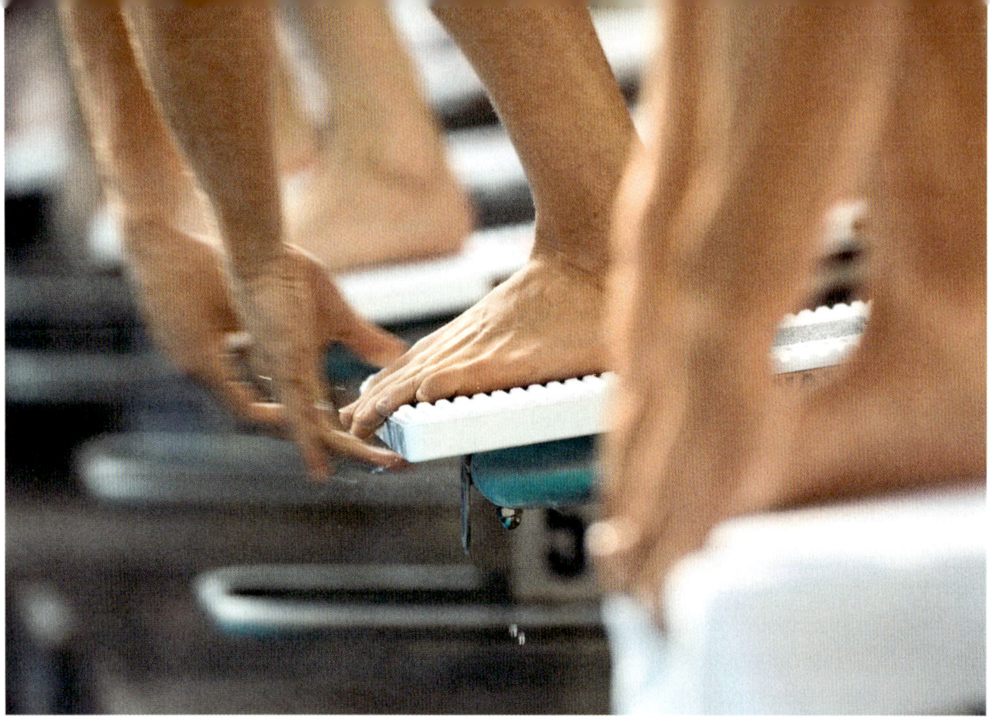

12 + 1 ÜBUNGEN – TAG 11 BIS 26

Vielleicht hast du ja in den letzten Tagen begonnen, innerlich mit den Füßen zu scharren und dir gedacht: Wann geht es endlich los mit den Übungen? Jetzt ist es so weit! Oder soll ich besser sagen: Jetzt bist du so weit! Denn die Schulung der Körperwahrnehmung und das tiefe Verständnis für die körperlichen Zusammenhänge sind unabdingbare Voraussetzung für dein Tun. In den folgenden 16 Tagen wirst du mit den 12 + 1 Funktionsübungen Werkzeuge an die Hand bekommen, mit denen du ganz konkret etwas für deine Füße und Großzehen tun kannst. Begleitet von meinem Versprechen als Motivationskick: Es kann funktionieren! Nicht immer, aber oft. Nicht vollständig, aber teilweise. Nicht über Nacht, aber mit Geduld. Nimm das Schicksal deiner Füße selbst in die Hand!

Die drei Übungsblöcke

Die geniale Anatomie deiner Füße hast du ja in den letzten Tagen im Detail kennengelernt **(siehe Seite 30)**. Mit ihrer großen Beweglichkeit und gleichzeitigen Stabilität kombiniert mit einer gehörigen Portion Dynamik wappnen sie uns für all die Anforderungen unseres Zweibeinerlebens. Sie passen sich mühelos den Unebenheiten des Bodens an – beim Stehen, Gehen oder Laufen. Im einen Moment fungieren sie als Stoßdämpfer, um sich im nächsten mit enormer Schnellkraft wieder vom Boden abzustoßen – bei jedem Schritt, bei jedem Tritt, bei jedem Sprung.

Gesunde Füße haben Spaß an der Bewegung. Mit ihnen kannst du mühelos stehen, gehen, laufen, springen, rennen, tanzen und hüpfen – mit beinahe schlafwandlerischer Sicherheit. Eigentlich … Wäre da nicht dein Hallux valgus, der dir vermutlich ziemlich schmerzhaft den Spaß verdirbt. Aber du hast dich ja auf den Weg gemacht, deine Standfestigkeit, Trittsicherheit und Leichtfüßigkeit wiederzuerlangen – und damit den Spaß an der Bewegung.

BEWEGLICHE WURZELN

Die Tage 11 bis 15 legen den Fokus auf Bein und Standfestigkeit. Es geht um Aufrichtung, kombiniert mit der muskulären Spiralbewegung des Beins. Es geht darum, ein Gefühl für die Belastungspunkte deiner Fußsohle zu bekommen. Es geht um Hüftbeweglichkeit und Beinachsen.

SICHERER TRITT

An den Tagen 16 bis 20 dreht sich dann alles um Fuß und Trittsicherheit. Jetzt geht es um Bodenkontakt. Es geht um die Beweglichkeit, Unebenheiten auszugleichen und trotzdem nicht die Stabilität zu verlieren. Und es geht um die Abrollbewegung des Fußes.

LEICHTEN FUSSES

Tag 21 bis 26 beschäftigen sich schließlich mit Vorfuß und Leichtfüßigkeit. Hier geht es um die Wiederherstellung eines kräftigen Vorfußquergewölbes. Eine kräftige Vorfußmuskulatur entzieht dem Hallux valgus fast automatisch den Nährboden. Spreizfuß ade!

KLEINE SCHRITTE

Manchen Menschen ist es in die Wiege gelegt, andere müssen es sich erst mühsam erarbeiten: ein gutes Körpergefühl. Kontakt zum eigenen Körper zu den Füßen aufzunehmen und sie spürend zu erleben, bedarf vor allem Neugier und Geduld. Die Muskeln der Füße sind klein, ihre Bewegungen unscheinbar. Normalerweise sind wir nicht gewohnt, sie bewusst anzusteuern. Aber genau das musst du jetzt üben! Lass dich nicht davon entmutigen, wenn die Bewegungen anfangs kaum wahrnehmbar sein sollten. Dranbleiben lautet jetzt die Devise.

TAG 11
HOMO ERECTUS

Gehst du aufgerichtet und in einer guten Haltung durchs Leben? Ob du erhobenen Hauptes oder mit zusammengesunkenen Schultern stehst oder sitzt, hat wesentlichen Einfluss auf deine Füße.

ÜBUNG 1
AUFRICHTUNG VON KOPF BIS FUSS

Wir starten mit der Aufrichtung von Kopf bis Fuß. Eine fehlende oder falsche Ganzkörperspannung hat direkte negative Auswirkungen auf die Bein- und Fußstatik.

BENÖTIGTE HILFSMITTEL

- ein Spiegel oder Smartphone (gibt dir wertvolles Feedback)

START

- Du stehst auf beiden Füßen und fühlst, wie die Schwerkraft an deinem Körper nach unten zieht.
- Gib der Schwerkraft ganz bewusst etwas nach und sacke in dich zusammen. Die Füße knicken ein, die Kniescheiben drehen nach innen, das Becken kippt ins Hohlkreuz oder zur Seite weg, der obere Rücken wird rund, die Schultern rutschen nach vorne, der Kopf kippt in den Nacken. (1) + (3)

AKTION

- Richte dich 10 Sekunden lang auf. (2) + (4)
- Bei der Aufrichtung haben die beiden Großzehengrundgelenke satten Bodenkontakt, die Fersen stehen im Lot.
- Dreh deine Oberschenkel sanft auswärts.
- Verlängere den unteren Rücken nach unten. Das Steißbein strebt dabei ebenfalls in Richtung Boden.
- Verlängere den Nacken nach oben. Der Scheitel strebt in Richtung Himmel.
- Lass beide Schultern zur Seite und in die Breite sinken.
- Führe jeden dieser Schritte ganz bewusst durch und halte die Spannung in der Aufrichtung 10 Sekunden lang.
- Jetzt sacke wieder in dich zusammen und entspanne alle Muskeln, die du für die Aufrichtung nicht benötigst, für 5 Sekunden ganz bewusst.
- Wiederhole diesen Ablauf rhythmisch morgens und abends je 5 Minuten.

AUFGEPASST

- Wenn du die Oberschenkel nach außen drehst und das Steißbein in Richtung Boden verlängerst, solltest du mit der Großzehe nicht den Bodenkontakt verlieren!

- Während du den Nacken nach oben verlängerst, mit dem Scheitel in Richtung Himmel strebst und die Schultern in die Breite sinken lässt, wird jeder Rundrücken sanft in die Länge gezogen. Atme dabei ruhig weiter und löse bewusst Verspannungen im Brustkorb. Vergiss nicht, auch deine Schultern zu entspannen.

ALLTAG

Die Automatisierung findet im Alltag statt. Jedes Mal, wenn du vom Sitzen ins Stehen hochkommst, nimm dir 1 Sekunde Zeit, um dich von der Sohle bis zum Scheitel zu voller Länge aufzurichten. Mit etwas Übung wird dir die Aufrichtung beim Aufstehen irgendwann zur zweiten Natur.

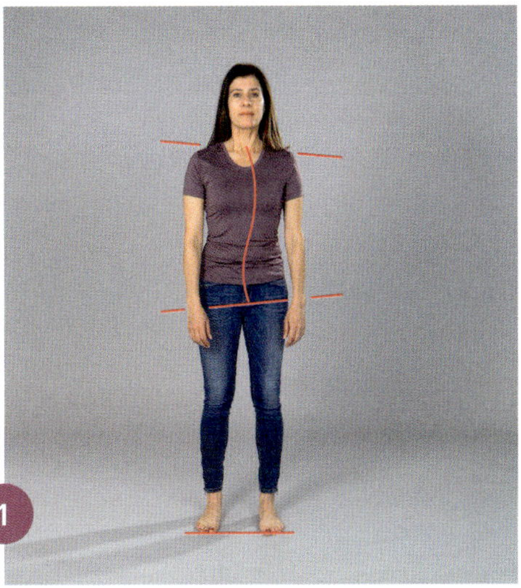

1

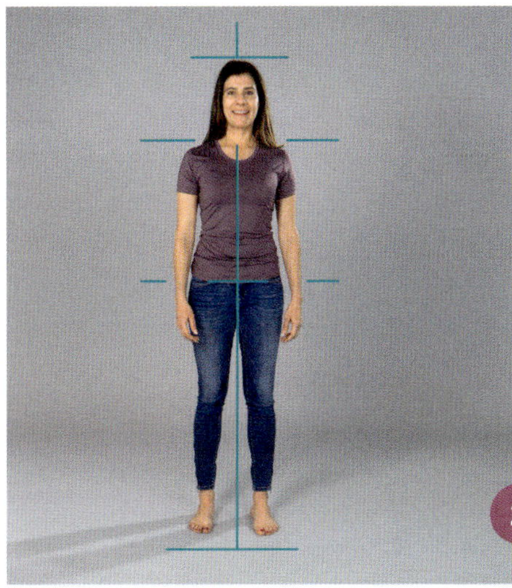

2

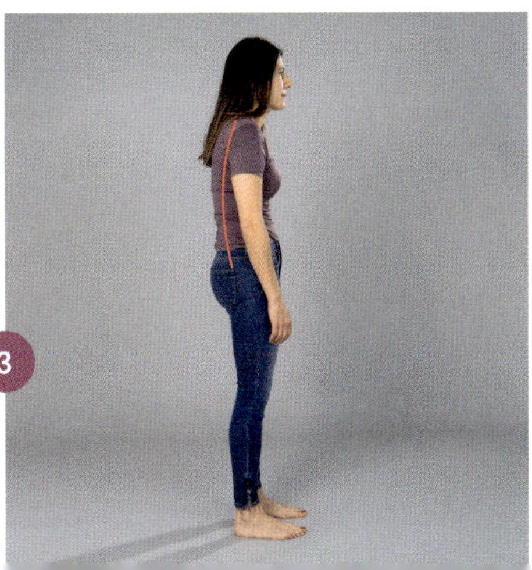

3

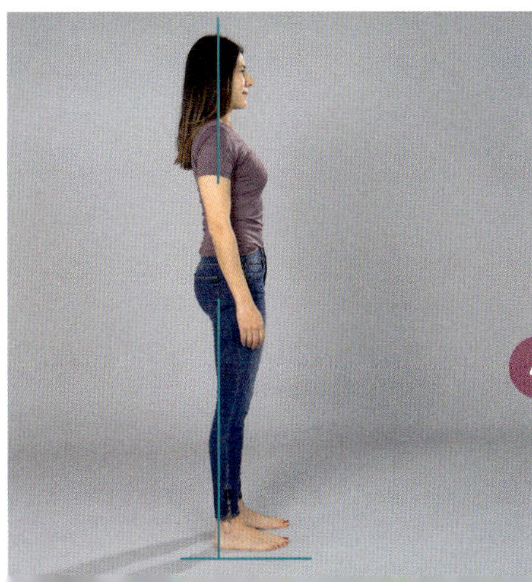

4

TAG 12
BEINSPIRALE

Das Geheimnis gerader Beine und gesunder Füße liegt in der guten Ausrichtung deiner Beinachsen. Sie wahrzunehmen und ihre Muskulatur zu kräftigen, ist wichtig.

ÜBUNG 2
HÜFTGELENK UND GROSSZEHE

Heute stehen die Drehrichtungen der Beinspirale auf dem Programm. Hier geht es um die Stabilität der Beinachse. Der Oberschenkel dreht nach außen, der Vorfuß spiralig nach innen, die Kniescheibe zeigt geradeaus. Das Großzehengrundgelenk verliert dabei nie den Bodenkontakt. Die dosierte Aktivierung der Hüftaußenrotatoren gilt als zweitwichtigste Anti-Hallux-valgus-Übung. Und so ganz nebenbei tust du mit dieser Übung auch deinen Kniegelenken etwas Gutes.

BENÖTIGTE HILFSMITTEL

- ein Theraband (hilfreich zur Visualisierung, muss aber nicht sein)

START

- Du stehst aufrecht. Begib dich in eine Schrittstellung von etwa 50 Zentimetern Länge. Die Füße sind parallel geradeaus gerichtet, der rechte Fuß steht vorn.
- Das Körpergewicht ruht auf dem hinteren Fuß, die rechte Hand auf der rechten Hüfte oder auf dem rechten Oberschenkel. (1)

AKTION

- Verlagere 10 Sekunden lang das Körpergewicht sukzessive auf den vorderen Fuß und aktiviere dabei die Beinspirale.
- Jetzt das Gewicht 3 Sekunden lang zurück auf das hintere Bein verlagern.
- Um die Beinspirale im Fuß zu aktivieren, sollte das rechte Großzehengrundgelenk satten Bodenkontakt haben.
- Um die Beinspirale in der Hüfte zu aktivieren, führe mit der rechten Hand den Oberschenkel in eine leichte Außenrotation.
- Richte das rechte Knie gerade nach vorn aus, sodass es in die gleiche Richtung schaut wie dein Fuß.
- Spüre die Spiralkraft im Bein – aufgespannt zwischen Großzehengrundgelenk unten und Hüftgelenk oben –, während du dein Körpergewicht langsam auf den vorderen Fuß verlagerst.
- Wiederhole diesen Ablauf rhythmisch morgens und abends je 5 Minuten. Und wechsle nach 4 Wiederholungen die Seite.

AUFGEPASST

Ist die Außenrotation in der Hüfte zu stark, weicht das Knie zur Seite aus. (3) Zu wenig

Außenrotation in der Hüfte lässt das Knie nach innen wegbrechen. (2)

ALLTAG

Jedes Mal, wenn du vom Sitzen ins Stehen kommst und losgehst, machst du den ersten Schritt ganz bewusst: Knie exakt nach vorne, Ferse aufsetzen und mit zunehmender Belastung des Fußes den Bodenkontakt des Großzehengrundgelenks intensivieren und gleichzeitig im Hüftgelenk leicht nach außen drehen. Nimm die Kraft der Beinspirale bewusst wahr. Hast du diese Übung erst einmal automatisiert, wirst du mit ihrer Hilfe deine Trittsicherheit entscheidend verbessern.

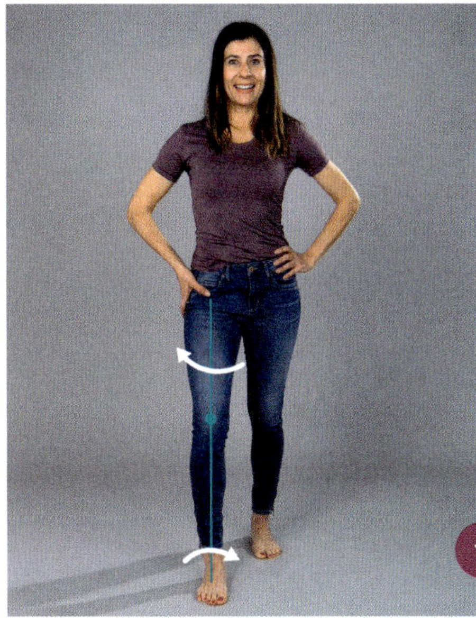

1

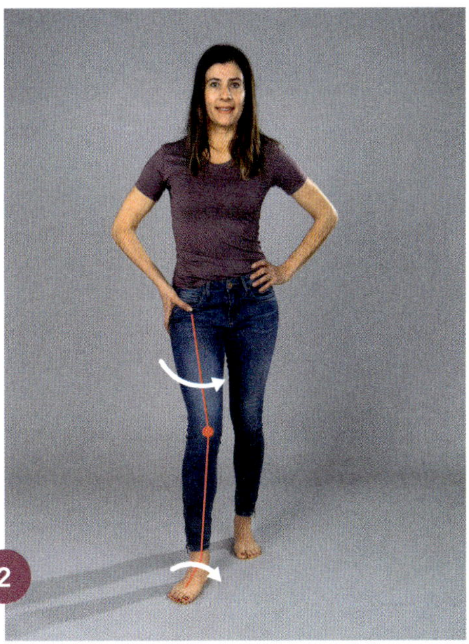

2

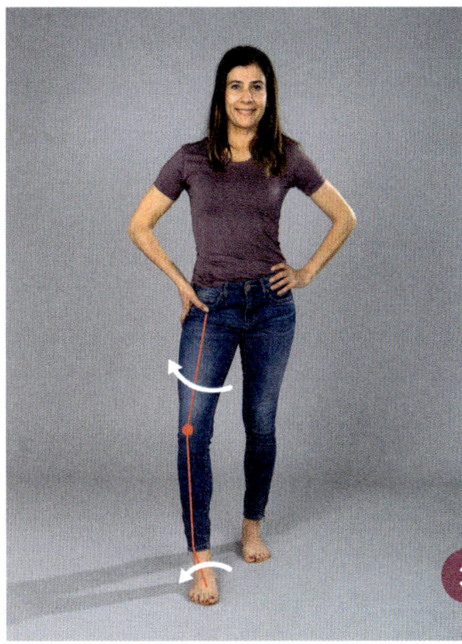

3

TAG 13
VIERPUNKTE-STAND

Wusstest du, dass es an deinen Fußsohlen vier Kraftpunkte gibt, die dir Standfestigkeit verleihen und ein Gefühl für die Gewölbestruktur deiner Füße geben?

ÜBUNG 3
STANDFEST AUF ZWEI BEINEN

Heute beschäftigen wir uns mit den anatomischen Drehrichtungen des Fußes: Die Ferse dreht nach außen, der Vorfuß dagegen nach innen und die Füße sind geradeaus nach vorne gerichtet. Die spiralige Verschraubung im Fuß garantiert die optimale Lastverteilung im Fußgewölbe. Ziel ist es, die vier Kraftpunkte an den Fußsohlen beider Füße, also die Großzehengrundgelenke und die Fersen, im Stehen wahrzunehmen.

BENÖTIGTE HILFSMITTEL

- zwei Therabänder, Schals oder Strumpfhosen – Hauptsache lang, dünn und elastisch!

START

- Du stehst auf beiden Füßen – standfest. Klemme nun die freien vorderen Enden der beiden Therabänder unter deine Großzehengrundgelenke und die hinteren Enden unter die Fersenaußenkante des jeweils anderen Fußes. Die Therabänder müssen sich x-förmig vor dem Körper überkreuzen und benötigen außerdem ein gewisses Maß an Vorspannung. (1)

AKTION

- Verlagere das Körpergewicht auf die Außenseiten der Fersen. Dabei darf das Theraband auf keinen Fall unter der Großzehe herausrutschen. (2)
- Jetzt das Gewicht auf die Innenseite der Großzehe verlagern. Auch dieses Mal darf das Theraband nicht unter der Ferse wegflutschen. (3)
- Um die Beinspirale im Fuß zu aktivieren, sollten die beiden Großzehengrundgelenke satten Bodenkontakt haben.
- Es geht darum, die diagonale Verteilung des Körpergewichts zwischen Ferse und Großzehengrundgelenk zu erleben und zu verinnerlichen.
- Wiederhole diesen Ablauf morgens und abends je 4–5 Minuten.

AUFGEPASST

Keine unnötigen Muskelverspannungen in den Füßen oder Beinen aufbauen. Die vier Enden der Therabänder »hältst« du mit dem Körpergewicht, nicht mit Muskelkraft! Bei Knickfußstellung oder wenn das Großzehengrundgelenk den Bodenkontakt verliert, wird das Band sofort wegschnellen.

ALLTAG

Übe den Vierpunkte-Stand beim Warten: vor der Kasse, an der Busstation, beim Zähneputzen, am Sicherheitscheck im Flughafen. Den Schwierigkeitsgrad erhöhst du, indem du auf instabiler Unterlage übst, beispielsweise im Zug oder stehend in der Straßenbahn. Lass keine Gelegenheit zu üben aus. Hat sich der Ablauf erst einmal automatisiert, verbessert diese Übung nicht nur deine Standfestigkeit im Zweibeinstand, sondern fördert auch die richtige Belastung und erleichtert das korrekte Abrollen der Füße. Last, but not least trägst du mit dieser Übung entscheidend dazu bei, deine Sturzgefahr zu minimieren.

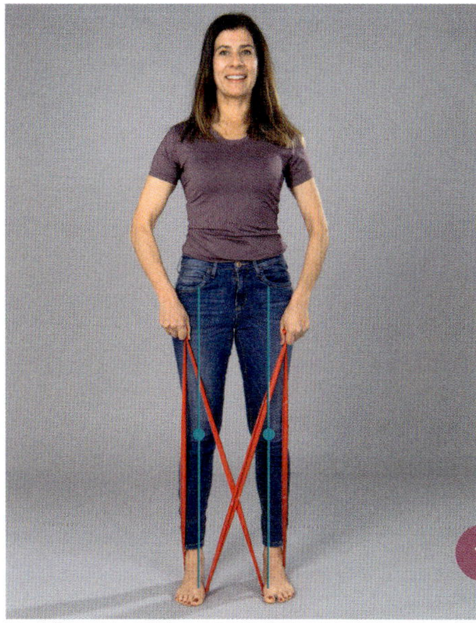

1

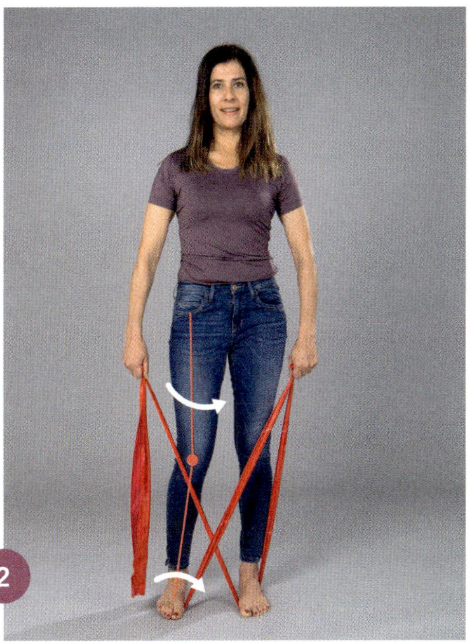

2

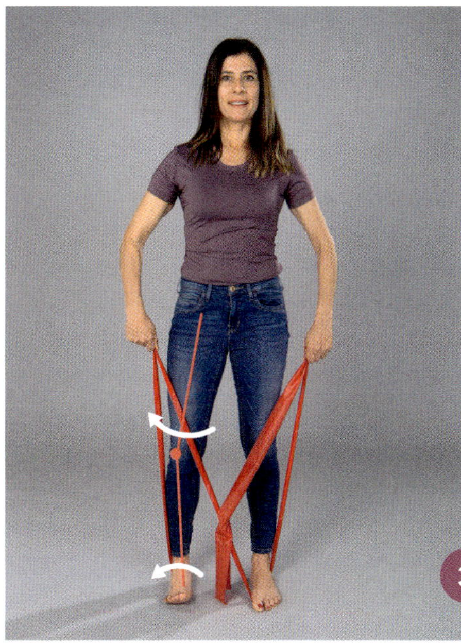

3

TAG 14
FLAMINGO

Wie gut kannst du auf einem Bein stehen? Um nicht umzukippen, müssen deine Muskeln permanent leichte Schwankungen ausgleichen. Eine wunderbare Übung für die Standfestigkeit deiner Füße.

ÜBUNG 4
STANDFEST AUF EINEM BEIN

Die Übung »Flamingo« knüpft nahtlos an die Übungen der letzten beiden Tage an und führt die »Beinspirale« und den »Vierpunkte-Stand« zusammen. Sie verbessert die Gangsicherheit, schenkt mehr Kraft in den Beinen und trainiert deine Standfestigkeit.

BENÖTIGTE HILFSMITTEL

- ein Geländer in Griffnähe (hilfreich bei Gleichgewichtsstörungen oder leichter Unsicherheit im Stand)

START

- Du stehst standfest auf beiden Beinen. Richte beide Fersen lotgerecht aus. Wenn es dir hilft, kannst du dir die Enden des Therabands der gestrigen Übung vorstellen – also den Vierpunkte-Stand. Jetzt das linke Bein vorsichtig anheben und frei in der Luft halten. (1)
- Wer sicher steht und in den Hüften beweglich ist, kann den Fuß auch mit der Fußsohle an der Oberschenkelinnenseite abstützen wie beim »Baum« im Yoga.

AKTION

- Versuche, mindestens 10 Sekunden auf einem Bein zu stehen, wechsle dann mehrmals die Seite. Achte dabei auf die folgenden drei Punkte:
- Das Großzehengrundgelenk des Standbeins sollte guten Bodenkontakt haben, das Knie nicht nach außen wegdrehen. (3)
- Belaste die Ferse auf der Standbeinseite mittig **(siehe »Fersenlot« Seite 56)**. Das Knie »schaut« geradeaus und darf nicht nach innen ausweichen. (2)
- Dreh den Oberschenkel auf der Standbeinseite leicht nach außen. Das kennst du bereits aus der »Beinspirale« **(siehe Seite 48)**. Auch das Becken sollte sich nicht zur Seite verschieben.
- Wiederhole diesen Ablauf morgens und abends je 5 Minuten.

AUFGEPASST

Entwickle keine unnötigen Muskelverspannungen. Der »Flamingo« steht dank seines Körpergleichgewichts, nicht mit Muskelkraft! Interessant ist der »Flamingo« auf instabilem Boden – im Zug, in der Straßenbahn oder auf einem Wackelbrett. Aber aufgepasst, es besteht Sturzgefahr! Ein Geländer oder eine Haltestange sollten immer griffbereit sein!

ALLTAG

Du kannst üben, wann immer du stehst: vor der Kasse, an der Busstation, beim Zähneputzen, indem du das Körpergewicht unmerklich auf einen Fuß verlagerst und den anderen wenige Millimeter vom Boden abhebst. »Vierpunkte-Stand« und »Flamingo« lassen sich in fließendem Wechsel üben – übrigens auch bei der Arbeit am Stehpult. Erst einmal automatisiert, verbessert diese Übung deine Standfestigkeit im Einbeinstand.

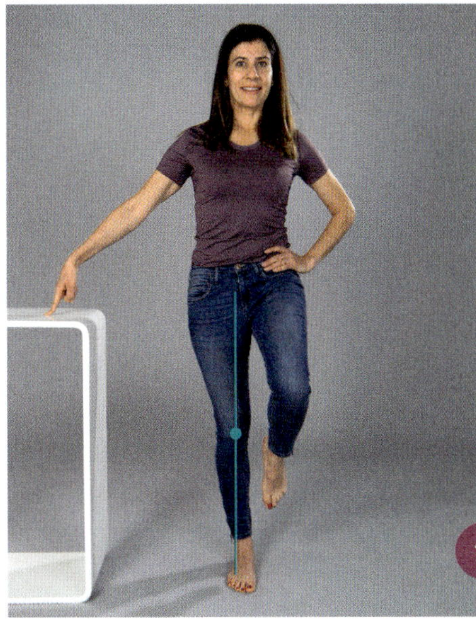

1

2

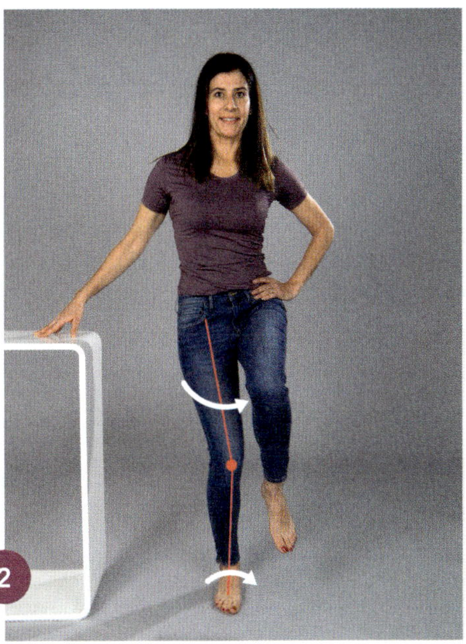

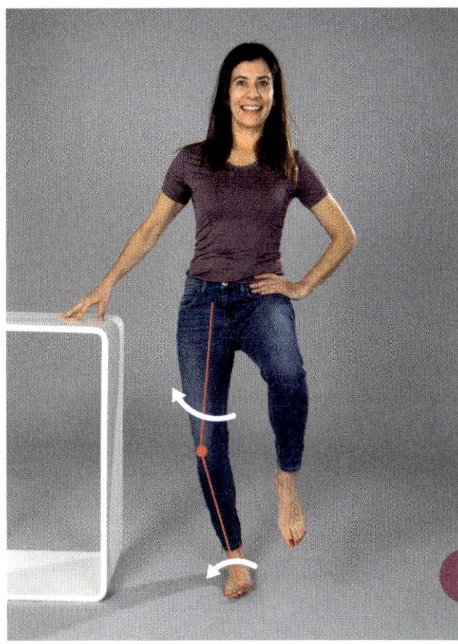

3

TAG 15
MEILENSTEIN – SEI STANDFEST!

Bravo, du hast die 2. Etappe geschafft! Du hast deine Körperwahrnehmung geschärft und begonnen, deine Standfestigkeit und Balance zu trainieren.

FOKUS STEHEN

Während der letzten 4 Tage hast du vier Basisübungen kennengelernt, geübt und bestmöglich verinnerlicht: »Homo erectus«, »Beinspirale«, »Vierpunkte-Stand« und »Flamingo«. Herzlichen Glückwunsch!

Selbsteinschätzung	
Wie oft hast du dich heute von einem Stuhl erhoben?	x
Wie oft hast du dabei die Aufrichtung und den bewussten ersten Schritt geübt?	x
Wie oft musstest du heute irgendwo stehen?	x
Wie oft hast du dabei deine Standfestigkeit geübt?	x
Wie oft hast du dabei deine Standfestigkeit geübt?	x

Auf den ersten Blick erscheint alles logisch und einfach. Die Automatisierung allerdings hat so ihre Tücken. Hier die entscheidenden drei Erfolgsgeheimnisse:

1. THERAPIETREUE

Gemeint ist damit, ob ein Patient das mit seinem Arzt Vereinbarte tatsächlich einhält, seine Medikamente nimmt, seine Übungen macht und so weiter. Um das zu überprüfen, stell dir die links stehenden Fragen:

2. VOLLE AUFMERKSAMKEIT

Nur, wenn du die Übungen mit 100-prozentiger Aufmerksamkeit durchführst, kann dein Gehirn neue Synapsen bilden, alte Gewohnheiten verlernen und neue Gewohnheiten automatisieren. Das Prinzip der ungeteilten Aufmerksamkeit gilt insbesondere während deiner täglichen Übungszeiten.

3. DUALE AUFMERKSAMKEIT

Unsere westliche Kultur hat uns gelehrt, sich auf »eine Sache« zu konzentrieren. Der Osten kennt die »duale Aufmerksamkeit«. Sie wirst du brauchen, um längere Übungsstrecken erfolgreich in deinen Alltag einzubauen. Und so funktioniert's:

- Konzentriere dich mit **80 Prozent** deiner Aufmerksamkeit auf was immer du tust – die Arbeit, den Gesprächspartner, deine kreativen Gedanken oder die Musik.
- Mit **20 Prozent** deiner Aufmerksamkeit bist du in deinem Körper, bei deiner Atmung, beim Bodenkontakt der Füße.

MEMO STANDFESTIGKEIT: BEWEGLICHE WURZELN

Die Automatisierung der Standfestigkeit im Alltag ist der entscheidende Erfolgsfaktor und erfolgt zunächst mithilfe von Blitzübungen nach dem Zufallsprinzip, die in Sekundenschnelle ausgeführt sind. Dabei kannst du zwei Übungen direkt nacheinander üben, wodurch diese beiden Übungen so faktisch zu einer Übung verschmelzen.

BLITZÜBUNGEN BEI JEDEM AUFSTEHEN

Egal ob vom Stuhl, Sofa oder Bett.

- »Homo erectus«: Richte den gesamten Körper von der Sohle bis zum Scheitel zur vollen Länge auf. Übe gleich daran anschließend die …
- »Beinspirale«: Setze beim ersten Schritt nach vorne den Fuß bewusst gerade auf. Achte auf satten Bodenkontakt des Großzehengrundgelenks. Das Knie sollte sich genau darüber befinden, der Oberschenkel wird leicht nach außen gedreht … mit der Gewichtsverlagerung auf den vorderen Fuß entfaltet sich die Kraft der Beinspirale!

BLITZÜBUNGEN BEI JEDEM STEHEN

Egal ob im Bus, an der Kasse, in der S-Bahn, am Stehpult oder am Flughafen.

- »Vierpunkte-Stand«: Achte auf guten Bodenkontakt beider Großzehengrundgelenke und der Fersenaußenkanten. Übe im Wechsel mit dem …
- »Flamingo«: gleiches Prinzip – aber nur auf einem Bein.

Wenn du an einem Tag 30-mal aufstehst und 10-mal irgendwo kurz warten musst, dann ergibt das:

- 30 Übungschancen für aufrechtes Aufstehen mit einem bewussten ersten Schritt
- 10 Übungschancen für standfestes Stehen auf einem oder zwei Beinen

Die Übung heute besteht darin, zu zählen. Zählen! Nicht schätzen. Strichliste, fortlaufendes Erinnern oder Sprachnotiz. Hauptsache, die Zahlen stimmen am Ende des Tages.

- Wie oft hast du dich heute vom Sitzen ins Stehen erhoben?
- Wie oft hast du dich dabei zu deiner vollen Größe aufgerichtet und den ersten Schritt sekundenschnell geübt?
- Wie oft hast du heute einen Moment lang gestanden?
- Wie oft hast du dabei zwischen Vierpunkte-Stand auf beiden Füßen und dem Flamingo-Stand auf einem Bein gewechselt?

TAG 16
FERSENLOT

Heute lernst du, zwischen Knickfuß und gerader Fersenstellung zu unterscheiden. Denn eine falsche Fersenbelastung ist oft die Wurzel allen Übels.

ÜBUNG 5
EIN GERADES FUNDAMENT

Bei der Übung »Fersenlot« geht es um zwei Dinge: Erstens, die unterschiedlichen Belastungsmuster der Ferse zu erleben. Zweitens, die gerade Fersenbelastung zu erkennen und im Alltag umzusetzen. Nebenbei ist es auch eine ideale Anti-Knick-Senkfuß-Übung.

BENÖTIGTE HILFSMITTEL

- ein Stuhl (optional ein großer Spiegel)

START

- Du sitzt auf einer Stuhlkante, am besten mit dem Rücken zu einem Spiegel, sodass du deine Fersen von hinten sehen kannst.

AKTION

- Führe deine Knie so zusammen, dass sie sich berühren. Du sitzt quasi mit X-Beinen da. Bei dieser Bewegung kippen die Fersen mit nach innen. (2)
- Jetzt lass die Knie locker auseinanderfallen, sodass du o-beinig sitzt. Die Fersen kippen leicht nach außen. Das Gewicht befindet sich nunmehr auf den Fuß- beziehungsweise Fersenaußenkanten. (3)
- Führe diese Kippbewegung der Fersen nach innen und außen im rhythmischen Wechsel durch.
- Lass die Kippbewegung kleiner werden, bis beide Fersen senkrecht im Lot stehen. Halte inne! Nicht mehr bewegen und genau hinsehen: So sieht das Fersenlot aus, so fühlt es sich an. (1) Fühlt es sich so an, wie es aussieht?
- Das Großzehengrundgelenk sollte gleichzeitig satten Bodenkontakt haben – das Fersenlot bleibt.
- Steh jetzt auf! Und mach einen Schritt nach vorne – das Fersenlot bleibt.
- Führe jeden einzelnen dieser Schritte ganz bewusst durch.
- Wiederhole diesen Ablauf morgens und abends je 5 Minuten.

AUFGEPASST

Sollte das Großzehengrundgelenk den Bodenkontakt verlieren, während die Ferse lotgerecht ausgerichtet wird, spricht dies für einen eingesteiften Knickfuß. In diesem Fall ist die Kombination der beiden Übungen »Fersenlot« und »Taluskopf mobil« von ganz besonderer Bedeutung.

ALLTAG

Für die Automatisierung der nächsten vier Übungen führen wir einen neuen Übungskontext ein: die Unebenheit! Als Unebenheit gilt jede Erhebung, einfach alles, was nicht faltenlos flach und eben ist – egal ob schräger Boden, Teppichrand, Kopfsteinpflaster, Kies, Wiese oder Naturweg. Sobald deine Augen oder deine Füße eine Unebenheit entdecken, geht es los mit der Übung »Fersenlot«: Dafür setzt du bei den ersten zwölf Schritten auf dem unebenen Boden ganz bewusst die Fersen lotgerecht auf.

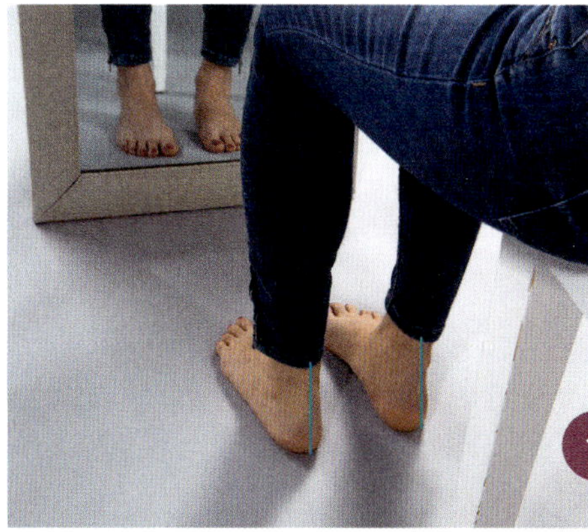

1

RUNTER VON DER AUTOBAHN!

Auf Autobahnen kommt man am bequemsten vorwärts. Man kann sich das Denken sparen, das Gehirn spult Automatismen ab. Wenn du mit deinen Füßen übst, geht's erst mal runter von der Autobahn, auf die Trampelpfade daneben. Dort geht es weniger bequem zu, dafür rauer und langsamer. Aber deine Füße lernen, finden ihren eigenen neuen Weg. Am Anfang vorsichtig, dann routinierter. Du kommst vorwärts. Machst neue Erfahrungen, gewinnst Sicherheit. Am Ende haben deine Füße Neues gelernt, sind gesünder, sicherer und flinker. So funktioniert Veränderung.

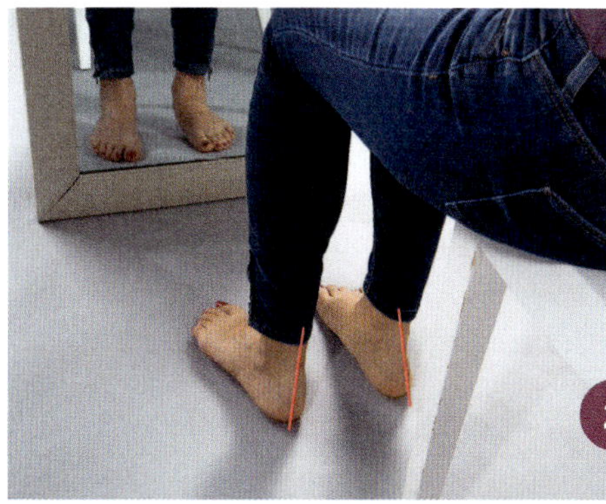

2

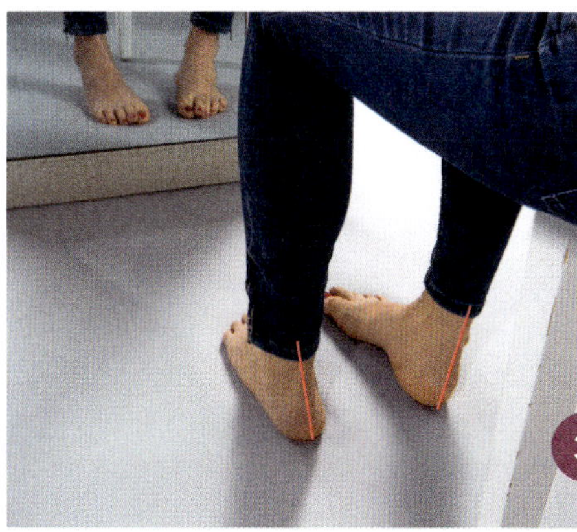

3

TAG 17
TALUSKOPF MOBIL

Ebene Böden sind langweilig für die Füße. Und der Killer für unsere Fußbeweglichkeit. Darum wirst du heute lernen, sie ganz gezielt zu fördern.

ÜBUNG 6
BEWEGLICHKEIT IM MITTELFUSS

An Tag 5 hast du die Schulbank gedrückt, um jetzt zu brillieren. Damals ging es um die theoretischen Gundlagen zum Fersenlot hinten, zur Spiralkraft im Mittelfuß und zur Stoßdämpfung im Vorfußbereich. Heute geht es darum, neue Beweglichkeit im Fuß dort zu schaffen, wo sie benötigt wird: im Kugelgelenk zwischen Talus (= Sprungbein) und Kahnbein. Auf **Seite 21 und 30** findest du die anatomischen Informationen dazu.

BENÖTIGTE HILFSMITTEL

- ein Stuhl

START

- Du sitzt bequem auf einem Stuhl. Leg den rechten Fuß auf den linken Oberschenkel und ergreife den Fuß mit beiden Händen. Die Ferse ruht jetzt stabil auf dem Oberschenkel. (1) Falls du deine Ferse nicht auf den Oberschenkel legen kannst, weil deine Hüftgelenke nicht so beweglich sind, kannst du deinen Fuß auch auf einen Hocker oder auf den Boden stellen. (3)

AKTION

- Dreh deinen Mittelfuß ein – Großzehe Richtung Boden. Dein Knie bewegt sich gleichzeitig in die Gegenrichtung aktiv nach auswärts. (2)
- Richtungswechsel: Lass den Mittelfuß und das Knie entspannt zurück in die Ausgangsstellung gleiten.
- Mobilisiere im Rhythmus von 4–8 Sekunden den Taluskopf (Sprungbeinknochen **siehe Seite 30**) in beide Richtungen.
- Wechsle nach 1 Minute die Seite. Jetzt ist der andere Fuß an der Reihe.
- Führe jeden dieser Schritte ganz bewusst durch.
- Wiederhole diesen Ablauf morgens und abends je 5 Minuten.

AUFGEPASST

Erfolgsentscheidend ist, dass das Training für die Drehbeweglichkeit an der richtigen Stelle stattfindet – im Bereich des Taluskopfes und nicht im Bereich der Keilbeine.

ALLTAG

Geübt wird erneut auf unebenem Boden. Der Fuß passt sich – nach dem Aufsetzen mit lotgerechter Ferse – automatisch den Unebenheiten des Bodens an. Die Anpassungsbewegungen finden im unteren Sprunggelenk und mithilfe des kugelrunden Taluskopfes **(siehe Seite 30)** statt. Der menschliche Fuß wurde während Jahrmillionen dahingehend perfektioniert, Unebenheiten des Bodens ausgleichen zu können.

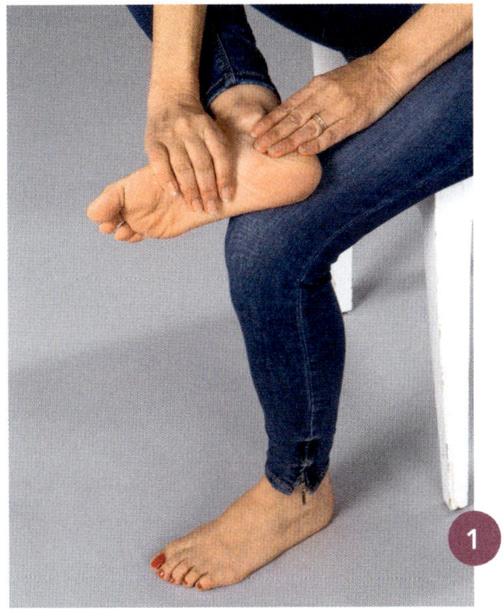

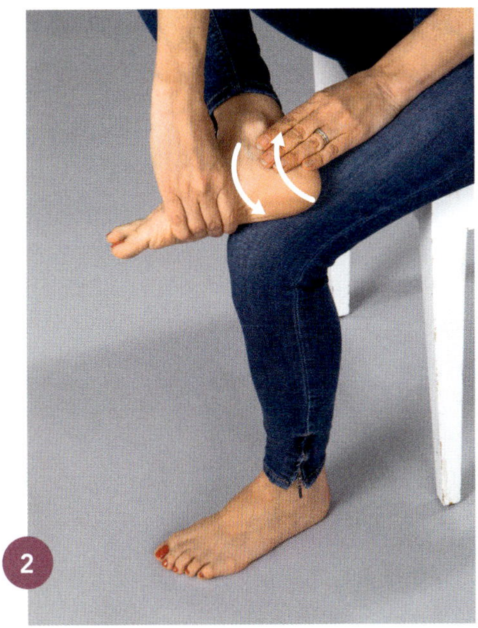

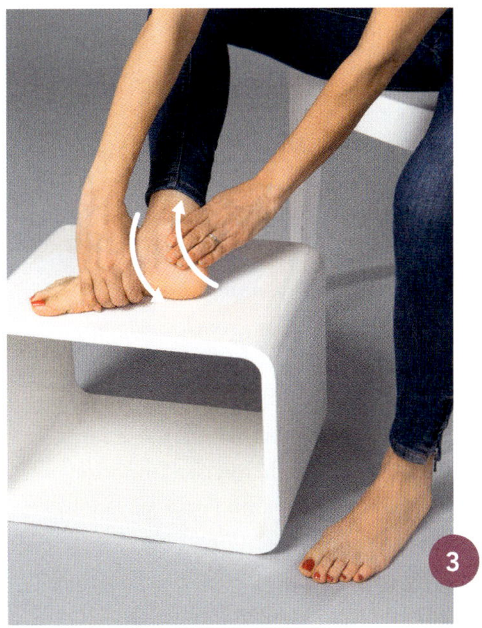

TAG 18
KEILBEINE STABIL

Weiter geht's – Schritt für Schritt. Heute steht der stabile und zugleich federnde Bogen des Fußlängsgewölbes auf der Tagesordnung.

ÜBUNG 7
STABILES LÄNGSGEWÖLBE

Heute geht es darum, dort Stabilität zu schaffen, wo der Fuß sie benötigt – im Bereich der Keilbeine. Ein kurzer Blick auf **Seite 21** ruft dir in Erinnerung, wo genau sich die Keilbeine befinden, nämlich am Scheitelpunkt unseres Fußgewölbes.

BENÖTIGTE HILFSMITTEL

- ein Stuhl

START

- Du sitzt vorne auf der Stuhlkante, den rechten Fuß gut sichtbar vor dir auf dem Boden aufgestellt. Der Fuß ist auf die Außenkante gekippt. Der linke Fuß steht zunächst daneben auf dem Boden.

AKTION

- Bei der nun folgenden Bewegung bleibt die Ferse des rechten Fußes, wo sie ist. Optional kannst du mit dem freien linken Fuß helfen, die rechte Ferse an Ort und Stelle zu stabilisieren. (1)
- Dreh den Vorfuß, speziell das Großzehengrundgelenk, in Richtung Boden. (2)
- Bewege das Knie leicht nach außen, wodurch sich der Fuß »verschraubt«. (3)
- Löse die aktive Fußverschraubung wieder auf und entspanne den Fuß.
- Wiederhole die Verschraubung beziehungsweise die Entspannung im Wechsel von 8 bis 10 Sekunden.
- Wechsle nach 1 Minute die Seite. Jetzt ist der andere Fuß an der Reihe.
- Führe jeden einzelnen dieser Schritte ganz bewusst durch.
- Wiederhole diesen Ablauf morgens und abends je 5 Minuten.

AUFGEPASST

Entscheidend ist, dass das Training an der richtigen Stelle im Fuß stattfindet – im Bereich der Keilbeine. Bei Senk-Plattfuß-Tendenz »verkürzt« sich der Fuß mit der Verschraubung durch die Muskelanspannung, bei Hohlfußtendenz »verlängert« sich das Fußgewölbe während der Verschraubung durch die Muskelentspannung.

ALLTAG

Übe auch jetzt wieder auf unebenem Boden. Schließe diese Übung nahtlos an die Alltagsübungen von Tag 16 und 17 an. In der Übung »Fersenlot« ging es um das Aufsetzen des Fußes am Boden mit lotgerechter Ferse. Die automatische Anpassung des Fußes an die Unebenheiten des Bodens hast du mit der Übung »Taluskopf mobil« geübt. Und jetzt kommt das Neue der Übung »Keilbeine stabil« hinzu: Du richtest deine Aufmerksamkeit darauf, in der Bewegung nicht die Stabilität des Längsgewölbes zu verlieren. Was auf den ersten Blick paradox erscheinen mag – Beweglichkeit und Stabilität in einem –, fügt sich beim Üben zu einem starken Körperbild zusammen: Denn unsere Füße sind beides zugleich – »elastisch stabil«.

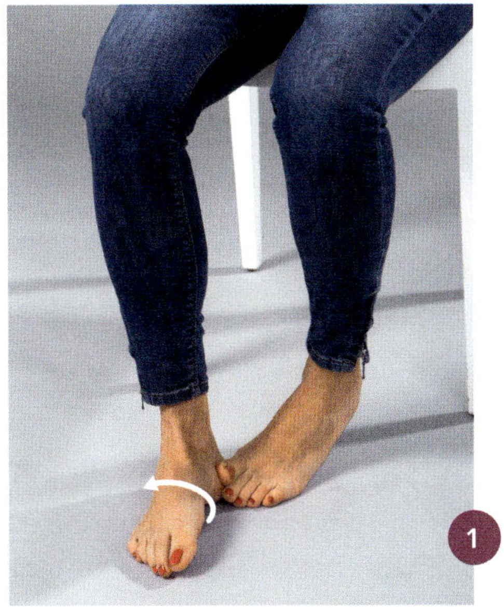

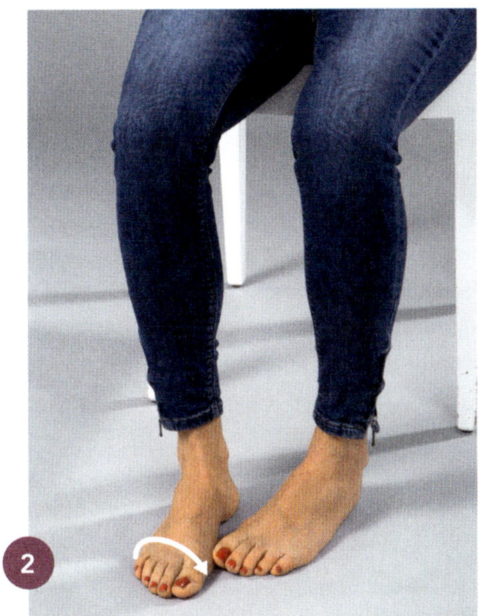

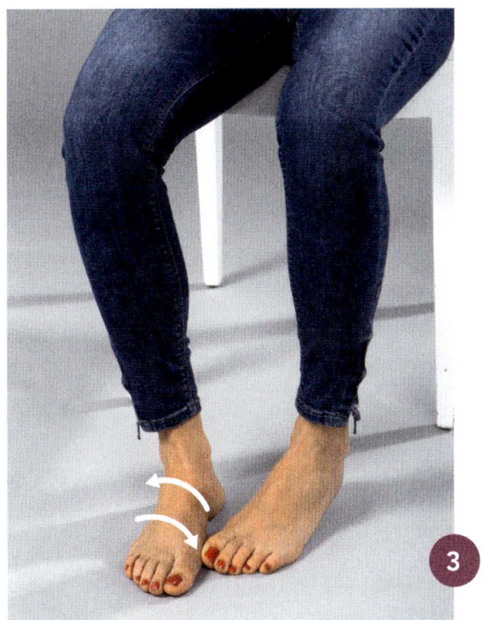

TAG 19
GZGG-ANKER

Ankern ist wichtig – in der Schifffahrt und beim Gehen. Ab heute achtest du darauf, dass das Großzehengrundgelenk beim Abrollen satten Bodenkontakt behält.

ÜBUNG 8
BODENHAFTUNG IM GZGG

Heute dreht sich alles um die Stabilität des Großzehengrundgelenks (GZGG) am Boden. Dieses besitzt kugelgelenkähnliche Eigenschaften, weshalb es im Alltag vielfältigen Fehlbelastungen ausgesetzt ist. Beim Gehen funktioniert es wie das Kniegelenk – als Scharniergelenk mit Drehfunktion.

BENÖTIGTE HILFSMITTEL

- eine Münze, ein Geländer in Griffnähe (hilfreich bei Gleichgewichtsstörungen)

START

- Du stehst aufrecht in Schrittstellung. Der rechte Fuß ist hinten, das Gewicht ist auf das vordere Bein verlagert. Leg die Münze exakt unter das Großzehengrundgelenk des hinteren Fußes. (1)

AKTION

- Achte darauf, dass sich die Ferse des rechten Fußes genau im Lot befindet (**siehe Seite 56**). Es besteht ein satter Kontakt zwischen deinem Großzehengrundgelenk, der Münze und dem Boden.
- Heb die Ferse leicht an und dreh das Knie im 4-bis-8-Sekunden-Rhythmus abwechselnd nach innen und nach außen. Presse dabei die Münze mit gleichbleibendem Druck sanft auf den Boden. (2)
- Wechsle nach 1 Minute die Seite. Jetzt ist der andere Fuß an der Reihe.
- Optional: Führe die gleiche Übung im beidseitigen Zehenstand aus.
- Wiederhole diesen Ablauf morgens und abends je 5 Minuten.

AUFGEPASST

Dreht das Knie und damit das gesamte Bein nach außen, droht das Großzehengrundgelenk seine Münz- und Bodenhaftung zu verlieren. Dies gilt es zu vermeiden! Umgekehrt genauso: Dreht das Knie nach innen, wird das Großzehengrundgelenk schräg belastet und überlastet – der Hallux valgus wird möglicherweise schmerzhaft aktiviert.

ALLTAG

Geübt wird wiederum auf unebenem Boden. Hier ist die Gefahr besonders groß, dass der Fuß am Ende der Abrollphase zur Seite hin ausbricht, was die Gefahr einer Außenband-

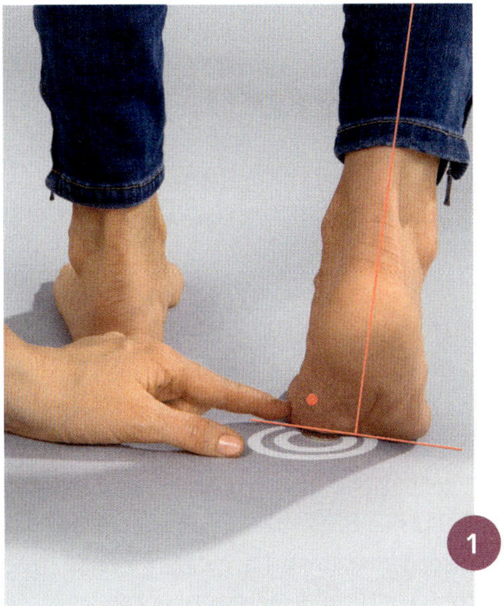

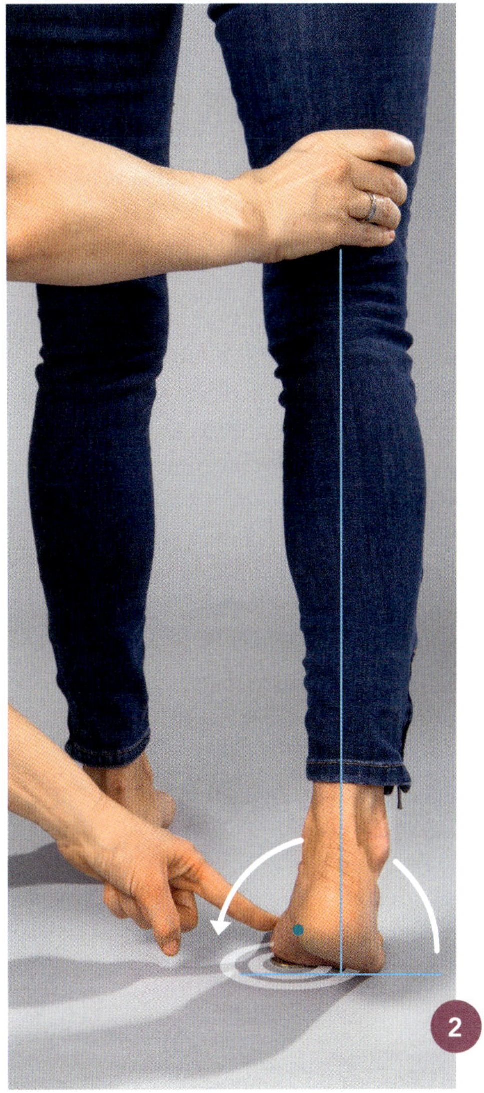

verletzung im Sprunggelenk mit sich bringt. Wer öfter im Knöchel umknickt, weiß davon ein Lied zu singen. Bänderdehnung, Bänderriss und Knöchelbruch sind hier an der Tagesordnung. Verletzungen, die nicht nur äußerst schmerzhaft sind, sondern oft auch bleibende Spuren hinterlassen. Denn das Sprunggelenk wird in vielen Fällen nie mehr stabil und belastbar. Wer den GZGG-Anker auf unebenem Boden beherrscht und automatisiert, schafft damit die beste Versicherung, sich vor Fehltritten wirksam zu schützen.

TAG 20
MEILENSTEIN – SEI TRITTSICHER!

Wieder ein Riesenschritt geschafft! Deine neue Aufgabe: Die Standfestigkeit und Trittsicherheit intelligent und konsequent zu verfestigen.

FOKUS FUSS

Der 1. Übungsblock hatte zum Ziel, die Belastung des Fußes »von oben« zu optimieren. Der Fokus lag auf dem Bein. Es ging unter anderem um Ganzkörperhaltung, Hüftbeweglichkeit und Beinachsen. Kannst du dich noch an die Übungen 1 bis 4 erinnern? Du hast »Homo erectus« und »Beinspirale« beim Aufstehen geübt, »Vierpunkte-Stand« und »Flamingo« im Stehen.

Herzlichen Glückwunsch! Das goldene Dutzend der Anti-Hallux-valgus-Übungen ist schon fast voll. Jetzt hast du den 2. Übungsblock geschafft, in dem der Fokus auf dem Fuß lag:

- »Fersenlot«
- »Taluskopf mobil«
- »Keilbeine stabil«
- »GZGG-Anker«

Im Meilenstein an Tag 15 ging es darum, die Übungen so gut wie möglich zu automatisieren. Erinnerst du dich noch an die Begriffe Therapietreue und volle oder duale Aufmerksamkeit? Heute wollen wir die Themen Übungsdisziplin und Übungsintelligenz genauer unter die Lupe nehmen!

1. ÜBUNGSDISZIPLIN

Überprüfe dich mit dem nebenstehenden Test selbst. Wie regelmäßig und konsequent hast du deine 2-x-5-Minuten-Übungen pro Tag gemacht? Das ist eine Frage der Disziplin. Du bist bei Tag 20 angekommen. Für jeden korrekt geübten Tag gibt es 1 Punkt. Wenn du also jeden Tag konsequent geübt hast, kommst du auf insgesamt 20 Punkte. Für jeden versäumten oder nur halbherzig geübten Tag gibt es keinen Punkt. Auf wie viele Punkte kommst du?

2. ÜBUNGSINTELLIGENZ

Wie intelligent hast du die Übungsinhalte während der letzten 20 Tage im Alltag umgesetzt? Übungsintelligenz hat wenig mit Disziplin, aber viel mit Körpergefühl, Wahrnehmung, Lern- und Veränderungsbereitschaft, Neugierde und Experimentierfreude zu tun. Nur wenn du eine Bewegung bewusst und präzise ausführst und dabei körperlich erfühlst, was du gerade tust, übst du intelligent. Also kein mechanisches Abspulen und pflichtgetreues Wiederholen! Bitte schätze dein Üben der letzten 20 Tage ehrlich ein.

ÜBERPRÜFE DICH SELBST

Selbsteinschätzung	
Wie regelmäßig und konsequent hast du deine 2-x-5-Minuten-Übungen pro Tag gemacht? pro Tag 1 Punkt	P.
Wie intelligent hast du die Übungsinhalte während der letzten 20 Tage im Alltag umgesetzt? pro Tag 1 Punkt	P.

MEMO TRITTSICHERHEIT: AUF DEINE FÜSSE IST VERLASS

Die Automatisierung der Trittsicherheit im Alltag bleibt der entscheidende Erfolgsfaktor. Sie erfolgt auf zwei Wegen. Erstens durch sekundenschnelle Blitzübungen nach dem Zufallsprinzip (**siehe Seite 34**). Und zweitens durch duale Aufmerksamkeit (**siehe Seite 54**) bei allen Alltagsaktivitäten, die dies erlauben. Manche Betätigungen wie das Warten an der Supermarktkasse, an der Bushaltestelle, beim Tanken oder vor der Kaffeemaschine laden förmlich dazu ein, mit den Füßen zu arbeiten. Heute, am 20. Tag deines Anti-Hallux-valgus-Programms, besteht das Automatisierungsprogramm aus drei Schlüsselelementen. Darin enthalten ist tatsächlich alles, was du bisher gelernt hast.

1. AUFSTEHEN & AUFRICHTUNG

- Beim Aufstehen vom Stuhl oder von der Bettkante lass dich die Aufrichtung deines Körpers zur vollen Länge erleben.
- Beim ersten Schritt nach vorne fühle die zentrierende Kraft der Beinspirale, tief im Boden beginnend, das Bein aufsteigend, bis hin zu deiner Mitte im Becken (der Körperschwerpunkt befindet sich knapp unterhalb des Nabels).

2. STEHEN & STANDFESTIGKEIT

- Im Stehen lass dich deine Standfestigkeit erleben – im körperlichen ebenso wie im übertragenen Sinn.
- Gib dich dem rhythmischen Wechsel zwischen zweibeinigem »Vierpunkte-Stand« und einbeinigem »Flamingo« hin.

3. BEWEGUNG & ELASTISCHE STABILITÄT

- Lass dich auf unebenem Terrain die elastische Stabilität deiner Füße erleben. Die Füße passen sich jeder Unebenheit an, geben geschmeidig nach – ohne ihre Stabilität und Trittsicherheit zu verlieren.
- Achte beim Abrollen deiner Füße darauf, dass das Großzehengrundgelenk Schritt für Schritt satt am Boden verankert bleibt. Das ist eine einfache, aber äußerst wirksame Maßnahme und der beste Schutz gegen Fehltritte, mit oft einschneidenden Folgen wie etwa gerissene Bänder oder einen gebrochenen Knöchel.

TAG 21
C-BOGEN

Heute gehst du unter die Gewölbebauer. Mit der Mobilisierung des Quergewölbes kannst du die Beweglichkeit des Vorfußes zurückgewinnen – erst passiv mithilfe deiner Hände, dann aktiv mit reiner Muskelkraft.

ÜBUNG 9 AKTIVIERUNG DER VORFUSS-MUSKULATUR

Kaum ein Hallux valgus ohne vorangehenden Spreizfuß. Der Vorfuß wird Jahr für Jahr breiter und schwupp – scheinbar über Nacht – ist plötzlich ein Hallux valgus da. Diesen Prozess wollen wir heute umkehren und ein Stück Vorfußquergewölbe zurückerobern, indem du einen gleichmäßigen C-Bogen mit fünf gut sichtbaren Fußknöchelchen aufbaust.

BENÖTIGTE HILFSMITTEL

- ein Stuhl und ein kleiner Ball – egal ob Igelball, Tennisball oder Jonglierball (zur Not tut's auch ein Wollknäuel oder der Bommel einer Pudelmütze). Wer's bequemer mag, kann zusätzlich noch einen Hocker oder Schemel zu Hilfe nehmen, auf den der Fuß gestellt wird.

START

- Du sitzt bequem auf einem Stuhl und nimmst den rechten Vorfuß in beide Hände: die linke Hand greift im Mittelfußbereich, die rechte Hand weiter vorne. (1)

AKTION

- Beide Hände formen den Fuß zum C-Bogen (2) – im 4-bis-8-Sekunden-Takt. Der 1. Mittelfußknochen wird leicht eingedreht.
- Anschließend den zum C-Bogen geformten Vorfuß sorgfältig auf dem Ball platzieren, der Vorfuß schmiegt sich dabei der runden Oberfläche des Balls an – ganz ohne Krallenzehen.
- Jetzt im Sekundenrhythmus mit dem Vorfuß leichten Druck auf den Ball geben, ohne dabei den C-Bogen zu verlieren. Die Zehen bleiben entspannt.
- Wechsle nach 1 Minute die Seite. Jetzt ist der andere Fuß an der Reihe.
- Führe jeden einzelnen dieser Schritte ganz bewusst durch.
- Wiederhole diesen Ablauf morgens und abends je 5 Minuten.

AUFGEPASST

Die aktive Ansteuerung des C-Bogens erfolgt durch die kurzen Vorfußmuskeln, während Krallenzehen durch Überaktivität der langen Zehenbeugemuskeln entstehen (**siehe Seite 25**). Praktisch bedeutet dies: Während der

C-Bogen-Übung musst du deine zehn Zehennägel immer sehen können! Sobald die Zehen krallen, verschwinden die Zehennägel aus deinem Blickfeld. Dann solltest du die Übung abbrechen und neu beginnen. Bezüglich Krallenzehen gilt Nulltoleranz! Falsches Üben ist hier schlimmer, als gar nicht zu üben.

ALLTAG

Bau den C-Bogen aktiv auf, wann immer du in eine Socke schlüpfst. Ab heute gilt: Socke anziehen nur mit aktiviertem C-Bogen im Vorfuß. Wenn du dir die Bewegung deiner Hand beim Ergreifen eines Apfels oder Tennisballs mit Fokus auf Daumen und kleinen Finger vor Augen führst, kannst du dir noch besser vorstellen, wie die Einrollbewegung von Groß- und Kleinzehengrundgelenk beim »C-Bogen« aussieht – quasi als Eselsbrücke.

C-BOGEN

Ist dein Vorfuß gesund, hat er im entlasteten Zustand ein flaches Quergewölbe. Die Anordnung der Zehengrundgelenke in deinem Vorfuß ist leicht gewölbt (C-Bogen), das sorgt für Elastizität (Stoßdämpfung) auf der einen und gleichmäßige Gewichtsverteilung auf der anderen Seite. Unter Belastung liegen deine Zehen gerade nebeneinander, das Quergewölbe flacht sich ab. Ist das Gewölbe permanent abgesunken, spricht man von einem Spreizfuß. Er ist in seiner Funktion eingeschränkt, die Druckbelastung der 2. bis 4. Zehe steigt. Die C-Bogen-Übung schult die Wahrnehmung und kräftigt die betroffene Muskulatur.

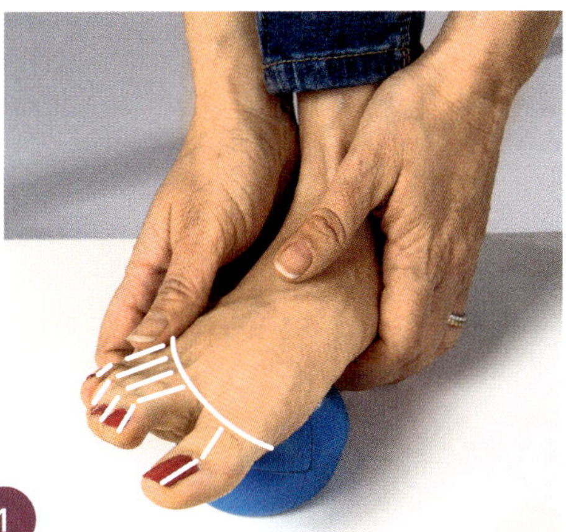

1

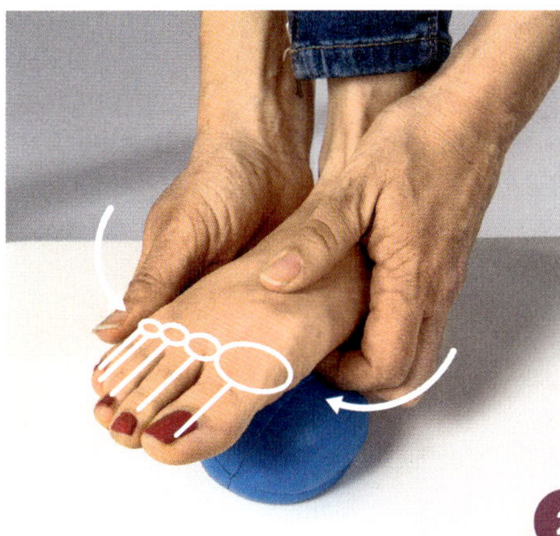

2

TAG 22
PELOTTEN-FEELING

Die tiefe Ballenmuskulatur ist jetzt gefragt. Ihre Energie und Kraft schenken deinem Gang beim Abstoßen des Fußes Leichtfüßigkeit. Auf die Plätze, fertig, los!

ÜBUNG 10
ANTI-SPREIZFUSS-ÜBUNG

Die heutige Übung ist die logische Fortsetzung von gestern – des »C-Bogens«. Die Aktivierung der Vorfußmuskulatur beim Gehen rückt in den Vordergrund.

BENÖTIGTE HILFSMITTEL

- eine Pelotte. Eine »Pelotte« ist ein kleines Polster, welches das Vorfußquergewölbe von unten unterstützt. Sowohl konfektionierte als auch maßgefertigte funktionieren für das »Pelotten-Feeling«.

START

- Du sitzt bequem auf einem Stuhl, die Füße entspannt, die Pelotte kommt direkt hinter die Reihe der Mittelfußköpfchen zu liegen. Die exakte Platzierung ist wichtig. (1)

AKTION

- Gib jetzt leichten Druck auf die Pelotte. Diese muss elastisch nachgeben, sonst ist sie zu hart. Du kannst von oben zuschauen, wie die Pelotte den C-Bogen passiv aufbaut, indem sie die Zehengrundgelenke leicht anhebt. (2)
- Nimm langsam den Druck von der Pelotte weg und »sauge« gleichzeitig die Pelotte an. Jetzt sind die Muskeln in der Tiefe des Vorfußes aktiv.
- Nun kombiniert: kurzer Druck auf die Pelotte, dann ansaugen. Druck und Ansaugen im pulsierenden Wechselrhythmus.
- Wenn du die Bewegung sicher beherrschst, kannst du auch mit dem linken und rechten Fuß im Wechsel oder auch mal gleichzeitig üben. Dann brauchst du allerdings zwei Pelotten.
- Wiederhole diesen Ablauf morgens und abends je 5 Minuten.

AUFGEPASST

Während der Übung »Pelotten-Feeling« musst du zu jedem Zeitpunkt alle Zehennägel sehen können. Krallen gilt nicht! In diesem Fall solltest du die Übung besser abbrechen und neu beginnen. Falsches Üben ist hier schlimmer, als gar nicht zu üben.

ALLTAG

Sobald du in einen Schuh schlüpfst – egal ob Flip-Flop oder Bergschuh –, achte unmittelbar und sofort darauf, ob die Einlegesohle

eine Pelotte hat oder nicht. Die Pelotte sei dir mechanische Stütze und Erinnerungsstütze zugleich. Wenn du das »Pelotten-Feeling« beim Gehen übst, hilft dies, den C-Bogen rhythmisch zu aktivieren – täglich bis zu 1 Stunde macht hier den Meister.
In früheren Zeiten war das noch völlig anders. Damals streifte der Homo sapiens barfuß oder in dünnen Lederschuhen durch die Steppen und Wälder. Für die Vorfußmuskulatur gab es noch richtig viel zu tun. Das »Pelotten-Feeling« war sozusagen durch den unebenen Boden naturgegeben. Heute – bei den ewig flachen Böden – bleibt nur eine Möglichkeit: die Vorfußmuskulatur bewusst im Alltag zu aktivieren.

PELOTTEN RICHTIG POSITIONIEREN

Eine Pelotte stützt deinen Vorfuß und hilft ihm, wieder einen gesunden C-Bogen auszubilden. Sie unterstützt passiv: Die gesunde Muskulatur, die für den C-Bogen nötig ist, musst du dir erarbeiten. Entscheidend ist, dass du die Pelotte richtig platzierst. Im Schuh (und in unserer Übung) muss sie im weichen Bereich des Fußballens hinter (nicht etwa unter) den Mittelfußköpfchen in Fersenrichtung platziert werden. So wird das Quergewölbe entlastet und neu in Form gebracht.

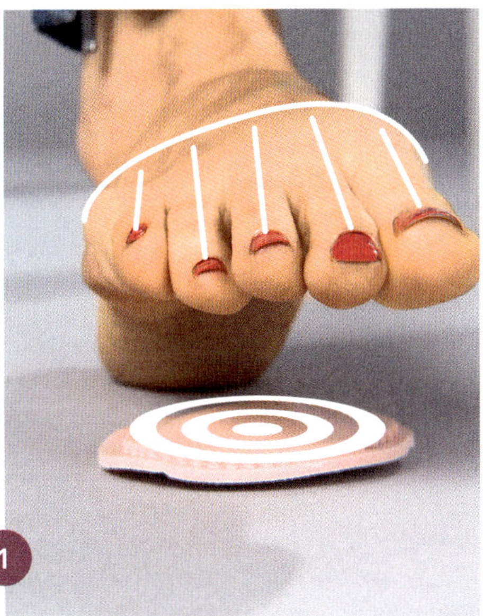

1

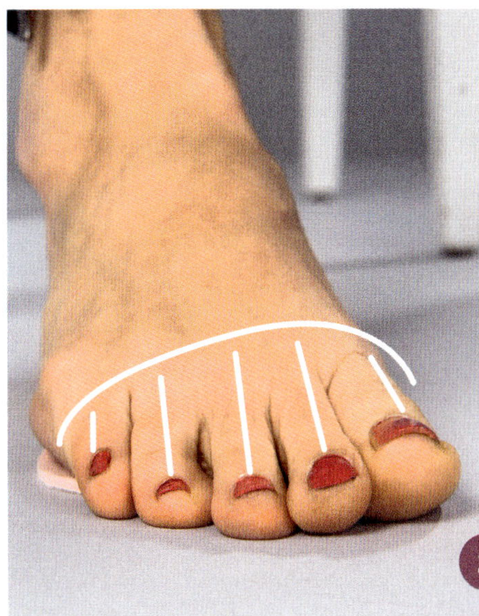

2

TAG 23
FORMEL 1

Die Zauberformel, um die Fehlbelastung im Großzehenbereich zu reduzieren, heißt: Kinesiotape! Heute darfst du deine Füße tapen – wie eine Ballerina. Eine ideale Trainingshilfe für einen langen Tag auf den Beinen.

ÜBUNG 11
ANTI-SPREIZFUSS-KINESIOTAPE

Heute nehmen wir ein weiteres wertvolles Hilfsmittel hinzu, um den 1. Mittelfußknochen in seine angestammte Position zurückzubringen. Erinnerst du dich? Der 1. Mittelfußknochen weicht beim Hallux valgus ebenfalls von seiner angestammten Position ab: das Köpfchen steht hervor. (**siehe Abb. Seite 15**).

BENÖTIGTE HILFSMITTEL

- ein Spiegel und Kinesiotape. Zur Not geht auch ein (möglichst elastisches) Pflasterband von der Rolle.

START

- Dein Fuß steht auf dem Boden, direkt vor dem Spiegel. Du selbst sitzt oder kniest. Betrachte die Großzehe, wie sie x-förmig abgewinkelt ist. Jetzt schau dir den 1. Mittelfußknochen an: Er ist abgespreizt – weg von der Fußmitte. Genau hier liegt das Problem! Er müsste enger anliegen. Genau dies wollen wir heute mithilfe eines Kinesiotapes anbahnen.

AKTION

- Schiebe mithilfe der Hände das Großzehengrundgelenk von der Fußmitte weg und wieder zur Fußmitte hin. Wiederhole die Bewegung rhythmisch. Es mögen wenige Millimeter oder 2 Zentimeter sein. Je größer der Spielraum, umso größer das Problem. (1) + (2)
- Jetzt das Großzehengrundgelenk sanft und mit Nachdruck zur Fußmitte hinschieben und dort mit einer oder zwei Umwicklungen Kinesiotape stabilisieren. (3)
- Führe jeden einzelnen der Schritte ganz bewusst durch.
- Wiederhole diesen Ablauf morgens und abends je 5 Minuten.

AUFGEPASST

Manchmal ist der 1. Mittelfußknochen zu stark eingedreht. Mittelfußknochen und Großzehe sollten nur leicht eingedreht sein. Achte darauf beim Anlegen des Tapes.

ALLTAG

Das Kinesiotape macht den Vorfuß schmaler, wirkt dem Spreizfuß entgegen und reduziert so die Fehlbelastung im Großzehenbereich. Es ist ideal als Trainingshilfe bei längeren Belastungen wie einem Museumstrip, einer Citytour, Powershopping oder beim Wandern. Außerdem eignet es sich zur Unterstützung der Füße auf hohen Absätzen, in engen Schuhen oder beim Flamenco. Denn bei jedem Schritt wird dich der Zug des Tapes jetzt daran erinnern, die Vorfußmuskeln anzuspannen. Ein weiteres wichtiges Detail: Mit dem »Formel-1«-Tape verhält es sich wie mit dem »Pelotten-Feeling« **(siehe Seite 68)**: Am besten funktionieren sie als Erinnerungsstütze, nicht als mechanische Krücke. Tatsächlich hat auch ein fest geschnürter Schnür- oder Klettschuh eine ähnliche Anti-Spreizfuß-Wirkung wie das »Formel-1«-Tape.

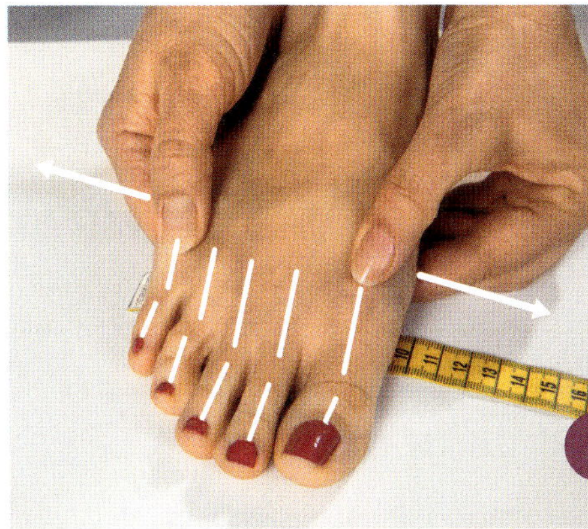

1

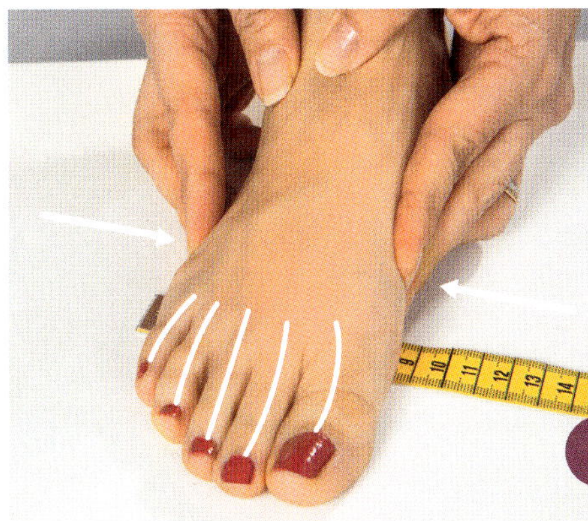

2

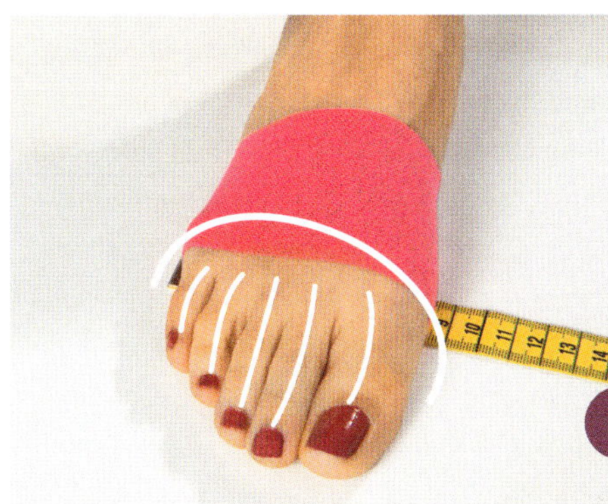

3

KINESIOTAPE

Ein Kinesiotape kann deinen Fuß dabei unterstützen, die Stellung des ersten Mittelfußknochens zu korrigieren. Wenn du das Tape anbringst, sollten deine Füße trocken und nicht gerade frisch eingecremt sein – das Tape muss einiges an Zug abfangen und daher gut haften. Hast du es richtig gemacht und stimmt der Zug? Dann fühlt sich dein Vorfuß entspannt an. Bei zu viel Zug ist das Gefühl eher eng und eingesperrt. Entferne das Tape immer dann, wenn es sich unangenehm anfühlt.

TAG 24
ANTI-VALGUS

Kaum zu glauben! Es gibt tatsächlich Muskeln, die dem Hallux valgus entgegenwirken. Heute lernst du, sie wahrzunehmen und bewusst anzusteuern. Anfangs dürfte die Bewegung sehr klein sein. Deswegen: Sei geduldig mit dir!

ÜBUNG 12
ZURÜCK IN DER SPUR

Heute geht es darum, die Stellung der Großzehe selbst zu korrigieren, indem du ganz gezielt die Muskulatur trainierst, die dem Hallux valgus entgegenwirkt.

BENÖTIGTE HILFSMITTEL

- ein Stuhl

START

- Der rechte Fuß steht entspannt auf dem Boden. Du sitzt so, dass du mit beiden Händen bequem deinen Fuß erreichst.

AKTION

- Spreize die Zehen deines Fußes für 2 Sekunden und entspanne dann wieder. Führe diese Übung 1–2 Minuten – mal links, mal rechts, mal abwechselnd, mal beidseitig – durch … bis du ein Gefühl für das Zehenspreizen bekommst.
- Übe wie zuvor beschrieben. Diesmal aber schiebst du vor dem Zehenspreizen die Groß- und Kleinzehengrundgelenke zusammen. Diese Aufgabe kann auch das »Formel-1«-Tape übernehmen, das du um den Vorfuß wickelst (**siehe Seite 70**). (1)
- Leg deinen Fokus noch einmal auf die Großzehe. Das heißt jetzt Abspreizen der Großzehe (Anti-valgus) bei gleichzeitiger Annäherung von Klein- und Großzehengrundgelenk (Anti-Spreizfuß). Zur Erinnerung **siehe Seite 66**. (2)
- Intensiviere nun mit der so korrigierten Großzehe den Bodenkontakt des Großzehengrundgelenks und drücke dann die Großzehe kräftig gegen den Boden. Das braucht's fürs Abrollen. (3)
- Führe jeden einzelnen dieser Schritte ganz bewusst durch.
- Wiederhole diesen Ablauf morgens und abends je 5 Minuten.

AUFGEPASST

Die Grundgelenke des kleinen und des großen Zehs dürfen nicht in die Breite auseinanderdriften. Darüber hinaus dürfen die kleinen Zehen weder krallen noch überstreckt sein. Sollte dies der Fall sein, dann gilt schon wie die Tage zuvor: Brich die Übung besser ab und beginne neu.

ALLTAG

Paradoxerweise lässt sich diese Übung in engen wie in weiten Schuhen üben. Führe das Großzehengrundgelenk zur Fußmitte hin (Anti-Spreizfuß), gleichzeitig die Großzehe selbst abspreizen (Anti-valgus). Ein fest geschnürter Schnür- oder Klettschuh hat einen ähnlichen Effekt wie das »Formel-1«-Tape **(siehe Seite 70)** – eine Anti-Spreizfuß-Wirkung. Gleichzeitig muss der Schuh genügend Zehenraum für das Abspreizen der Großzehe bieten. Viele Schuhe bieten das eine oder das andere – aber nicht beides. Modeschuhe geben Halt, haben aber zu wenig Platz für die Zehen. Flip-Flops bieten Platz für die Zehen, geben aber wenig Halt.

BINDEGEWEBE

Über die wichtigsten vermeidbaren Ursachen von Spreizfuß und Hallux valgus haben wir gesprochen. Als Ursache kaum vermeidbar ist dagegen eine (angeborene) Schwäche des Bindegewebes, die meist Frauen trifft und die unter hormonellen Einflüssen besonders in den Wechseljahren auftritt. Dann sind auch die Bänder und Sehnen geschwächt, die Längs- und Quergewölbe des Fußes stabilisieren. Good News: Du kannst die Muskeln und Sehnen deiner Füße durch gezieltes Training und gute Schuhe unterstützen!

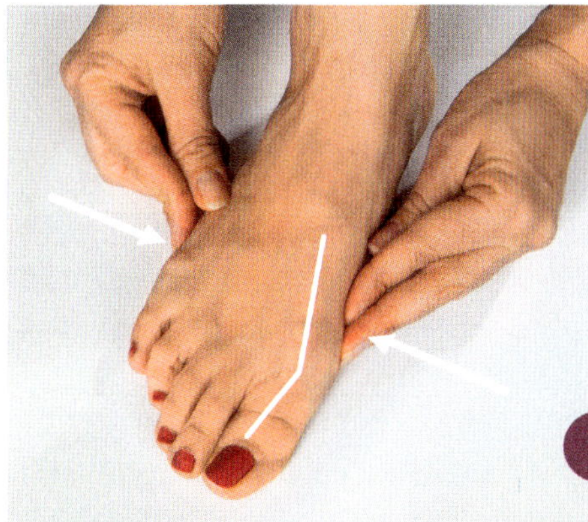

1

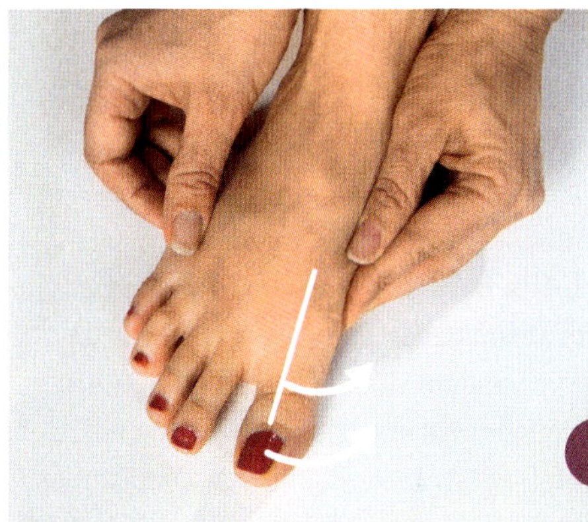

2

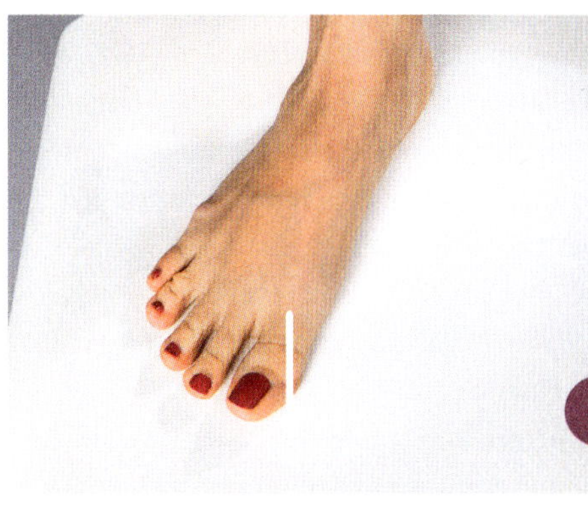

3

TAG 25
MEILENSTEIN – SEI LEICHTFÜSSIG!

Wieder eine Etappe geschafft – du biegst auf die Zielgerade ein! Heute lernst du, wie du deine Leichtfüßigkeit Stufe für Stufe noch einmal steigern kannst.

FOKUS SCHUH & CO.

Der 1. Übungsblock mit den Übungen 1 bis 4 hatte zum Ziel, die Belastung des Fußes zu optimieren. Es ging um Ganzkörperhaltung, Hüftbeweglichkeit und Beinachsen. Die Automatisierung im Alltag lässt sich auf die Kurzformel bringen: »Homo erectus« und »Beinspirale« beim Aufstehen, »Vierpunkte-Stand« und »Flamingo« im Stehen.

Im 2. Übungsblock mit den Übungen 5 bis 8 wurde unebenes Terrain als Hilfe für das Üben nach dem Zufallsprinzip eingeführt. Hier ging es darum, die Ferse gerade aufzusetzen (»Fersenlot«), stabile Elastizität zu erleben (»Taluskopf mobil« und »Keilbeine stabil«) und das Abrollen über das Großzehengrundgelenk sicherzustellen (»GZGG-Anker«).

Im 3. Übungsblock mit den Übungen 9 bis 12 wurden Socken & Schuhe, Pelotten & Tapes zu Hilfsmitteln gekürt:

- »C-Bogen« (beim Anziehen einer Socke)
- »Pelotten-Feeling« (beim Hineinschlüpfen in einen Schuh)
- »Formel 1« (Schnür- und Klettverschlüsse deiner Schuhe angenehm fest schließen)
- »GZGG-Anker« (Zehenraum des Schuhs für das Abspreizen der Großzehe nutzen)

Während du diese vier Aspekte regelmäßig übst, merkst du bestimmt, dass es dabei im Grunde immer um das Gleiche geht. »C-Bogen«, Pelotte, Klettverschluss und »Formel-1«-Tape haben einen gemeinsamen Nenner: die Wiederherstellung eines kräftigen Quergewölbes des Vorfußes. Der sich schleichend entwickelnde Spreizfuß war der Nährboden des Hallux valgus. Entsprechend muss sich die Therapie zunächst auf Anti-Spreizfuß-Übungen konzentrieren. Die Automatisierung im Alltag bleibt auch hier der entscheidende Erfolgsfaktor. Deine Übung heute besteht darin, das Potenzial von Socken, Schuhen & Co. einen Tag lang voll zu nutzen. Heute ist auch wieder einmal Zeit für eine Selbsteinschätzung (**siehe nächste Seite**), nachdem es bestimmt auch in deinem Alltag unzählige Gelegenheiten gibt, die Übungen auszuführen. Schätze auf einer Punkteskala von 1 bis 5 deine Übungsdisziplin und deine Übungsintelligenz ein. Sei ehrlich zu dir selbst: Auf wie viele Übungspunkte kommst du an diesem Tag?

ÜBERPRÜFE DICH SELBST

Selbsteinschätzung

Wie sieht meine Übungsdisziplin beim Anziehen von Socken (»C-Bogen«) und Schuhen (»Pelotten-Feeling«) aus?

☹ ☐ ☐ ☐ ☐ ☐ ☺

Wie viel Übungsintelligenz lasse ich beim anschließenden Gehen (»Formel 1« und »Anti-valgus«) walten?

☹ ☐ ☐ ☐ ☐ ☐ ☺

MEMO LEICHTFÜSSIGKEIT: DER RUF DER TREPPE

Damit es dir keinesfalls langweilig wird, hier noch eine Anti-Spreizfuß-Übungsidee: die Treppe! Treppen sind die genialste Innovation seit der Erfindung des Gehens. Sie ermöglichen den raschen Aufstieg und den sicheren Abstieg. Egal ob Powershopping im Kaufhaus, Aussichtsplattform, Pilgerfahrt oder einfach zu Hause – Treppen gibt es überall, kein Weg führt an ihnen vorbei. Heute mögest du dem »Ruf der Treppe« folgen.

In deiner Stadt, im Dorf, im Haus oder in der Umgebung gibt es bestimmt 1001 Treppen. Sie warten darauf, von dir entdeckt zu werden: traditionell schlicht bis extravagant elegant, modern funktionell bis verführerisch dominant. Treppen haben ein Eigenleben, sie wollen Menschen rauf- und runterbegleiten, wollen begangen und bestiegen werden. Sie freuen sich auf Menschen, die reflexartig jede Treppe bezwingen wollen, die sich vor ihnen auftut. Kurzum: Mach mit! Lass dich vom Treppenfieber anstecken: Treppe rauf und Treppe runter.

»**Treppe rauf**« eignet sich besonders gut für die folgenden Übungen:

- »Fersenlot« (**Seite 56**) beim Aufsetzen
- »Beinspirale« (**Seite 48**) beim Hochstemmen auf die nächste Stufe
- »Flamingo« (**Seite 52**) im Einbeinstand
- »GZGG-Anker« (**Seite 62**) beim Abstoßen

Oben angekommen gönnst du dir erst einmal eine wohlverdiente kleine Pause mit:

- »Homo erectus« (**Seite 46**)
- »Vierpunkte-Stand« (**Seite 50**)

Genug verschnauft? Jetzt geht's wieder hinab. »**Treppe runter**« landet tatsächlich locker das Doppelte deines Körpergewichts auf dem Vorfuß! Bei dieser Gelegenheit zeigt sich jetzt, ob der C-Bogen deines Fußes auch unter einer solchen Belastung stabil hält. Die folgenden Übungen sind treppab angesagt. Genieße sie Stufe für Stufe:

- »C-Bogen« (**Seite 66**)
- »Pelotten-Feeling« (**Seite 68**)

TAG 26
EXTRA: WADENSTRETCH

Viele Sehnen verbinden deinen Fuß mit der Wade. Eine verkürzte, verkrampfte Wadenmuskulatur ist Gift für ein gesundes Fußgewölbe – und deinen Hallux valgus.

ÜBUNG 13
DEHNUNG DER WADE

Unser heutiges Ziel ist es, verkürzte Wadenmuskeln zu verlängern. Der Wadenstretch ist die bei Vorfußschmerz am häufigsten empfohlene, aber auch am häufigsten falsch ausgeführte Übung. Bei verkürzten Wadenmuskeln solltest du diese Übung tatsächlich drei Monate lang täglich ausführen, um eine positive Veränderung zu spüren.

BENÖTIGTE HILFSMITTEL

- eine stabile Wand

START

Stell dich einen halben Meter vor die Wand und stütze dich mit beiden Händen ab. Der Oberkörper ist entsprechend schräg nach vorne geneigt. (1)

AKTION

- Geh im Zeitlupentempo an Ort und Stelle. Senke dabei bei jedem »Schritt« die Ferse langsam zum Boden ab. (2)
- Genieße jeweils 6–10 Sekunden lang die Dehnung in deiner Wade. Dann mach den nächsten »Schritt«.
- Mit der Zeit kannst du die Übung durch den Neigungswinkel zur Wand und das »Schritttempo« variieren. (3)
- Wiederhole diesen Ablauf morgens und abends je 5 Minuten.

AUFGEPASST

Während du die Ferse langsam absenkst, ist das andere Bein in der Luft – so, als ob du tatsächlich einen Schritt machen würdest. Nach jedem Seitenwechsel beginnst du zunächst wieder mit dem hinteren Bein im Zehenstand und senkst dann erst langsam die Ferse ab. Je größer du den Abstand des hinteren Fußes zur Wand gewählt hast, umso größer ist der Stretching- und Verlängerungseffekt auf die Wade. Umso größer sind aber auch die Belastungen für den Vorfuß und für das Sprunggelenk.
Achtung! Schmerzen im Vorfuß oder im Sprunggelenk zeigen an, dass die Belastung zu groß ist. Dann solltest du den Abstand verkleinern und/oder den Vorfuß weicher betten. Respektiere hier deine ganz persönliche Grenze. Noch ein Tipp: Das aktive Wadenstretching ist in Schuhen einfacher auszuführen als barfuß.

ALLTAG

Achte beim Gehen immer darauf, dass sich die Ferse des hinteren Beines nicht zu früh vom Boden löst. Der Moment unmittelbar vor dem Abheben der Ferse vom Boden entspricht ziemlich genau dem Wadenstretching. Auf diese Weise kannst du den Effekt des Wadenstretchings bei jeder Wegstrecke, die du zurücklegst, aktiv üben.

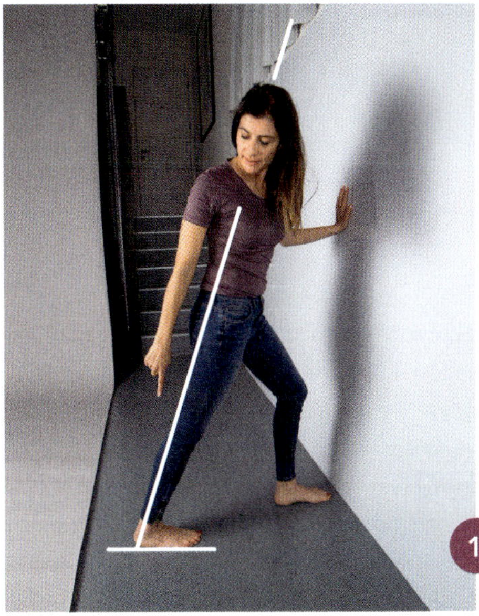

1

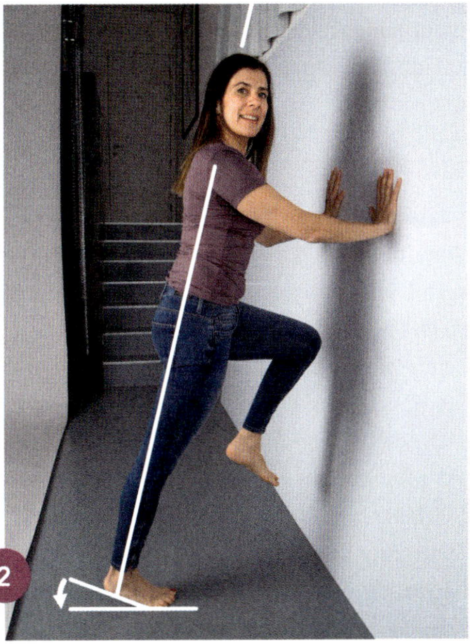

2

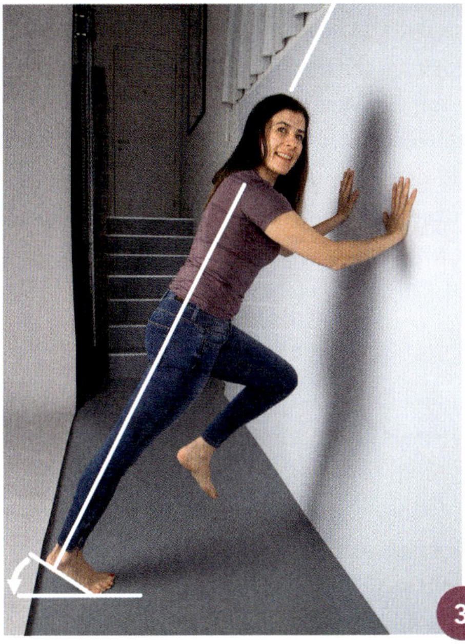

3

PASSIVE UND AKTIVE WADENDEHNUNG

Geschmeidige Waden helfen den Füßen, sauber abzurollen. Doch Wadendehnung will gelernt sein. Passives Dehnen ist wenig effektiv. Tatsächlich verlängert sich der Muskel nur durch aktives Dehnen.

Verkürzte Waden sind der größte mechanische Stressfaktor für den Vorfuß und insbesondere für den Hallux valgus. Ein verkürzter Wadenmuskel bedeutet, dass sich die Ferse beim Gehen viel zu früh vom Boden löst, lange bevor sich das Gewicht auf das andere Bein verlagert hat. Dies erhöht und verlängert die Belastung des Vorfußes beim Abrollen, Schritt für Schritt. Die Kombination von erhöhter Druckbelastung und verlängerter Belastungszeit aber ist für einen lädierten Vorfuß der Super-GAU.

Biomechanisch korrektes Dehnen der Wade ist die vielleicht wichtigste Maßnahme zur Entlastung deiner Vorfüße. Zwei von drei Personen dehnen falsch – nämlich passiv statt aktiv.

PASSIVES DEHNEN

Ein Fuß nach vorne, der andere Fuß mit gestrecktem Bein nach hinten, und schon spürst du ein intensives Ziehen in der hinteren Wade: Du dehnst den Wadenmuskel. Beim passiven Dehnen wirkt eine äußere Kraft auf deinen entspannten Muskel ein und dehnt ihn. Diese äußere Kraft kann verschiedene Quellen haben, zum Beispiel das eigene Körpergewicht (wie in diesem Fall), die Schwerkraft, einen Gurt oder eine andere Person. Was du gerade dehnst? Der Muskel besteht aus feinsten Muskelfasern, die Fasern aus noch feineren Filamenten. Beim passiven Dehnen wird die Gleitfähigkeit dieser Filamente trainiert. Im Klartext bedeutet dies: Der Wadenmuskel wird geschmeidiger, aber nicht länger! Soll ein verkürzter Wadenmuskel länger werden, musst du aktiv dehnen – nicht passiv.

AKTIVES DEHNEN

Jetzt fragst du dich bestimmt, worin genau der Unterschied zwischen aktivem und passivem Dehnen besteht. Beim aktiven Dehnen ist der Muskel angespannt und wird gleichzeitig gedehnt. Fazit: Beim passiven Dehnen bleibt der Muskel entspannt, beim aktiven Dehnen wird er angespannt (**siehe Übung »Wadenstretch« Seite 76**).

Beim aktiven Dehnen lernt der Muskel, unter Spannung Länge zuzulassen, und kann so neue quer gestreifte Muskelelemente bilden, was zur tatsächlichen Verlängerung eines verkürzten Muskels führt. Das Fachwort für diese Art des Trainings lautet »exzentrisches Training« oder »negatives Krafttraining«. Genau genommen handelt es sich dabei um ein Krafttraining im endgradigen Beweglichkeitsbereich. Die Wadenstretching-Formel lautet daher: »Muskel unter Spannung bringen, dann in die Länge trainieren.« Nur so lässt sich ein verkürzter Muskel in seine optimale Länge bringen.

Tipp: Die gewonnene Muskellänge gilt es gezielt im Alltag zu nutzen: Wenn Du ganz normal gehst, wird die Wade kurz vor dem Anheben der Ferse automatisch gedehnt. Zögerst du das Anheben der Ferse jedoch um den Bruchteil einer Sekunde hinaus, entsteht ein Extra-Stretch für die Wadenmuskulatur – Schritt für Schritt.

DEHNEN IST WICHTIG

Dehnen hält deine Muskeln flexibel, stark und gesund. Du brauchst diese Flexibilität, um den Bewegungsspielraum deiner Gelenke zu erhalten. Ohne Dehnung verkürzen sich deine Muskeln, Sehnen und Bänder und geraten unter Dauerspannung. Wenn du dann die Muskeln beanspruchst, fehlt ihnen die Kraft und die Fähigkeit, sich richtig zu kontrahieren und zu entspannen. Richtiges Dehnen fühlt sich gut an. Es aktiviert das parasympathische Nervensystem und fördert die Durchblutung der Muskulatur. Beim Dehnen sollen außerdem Endorphine freigesetzt werden, die Schmerzen lindern.

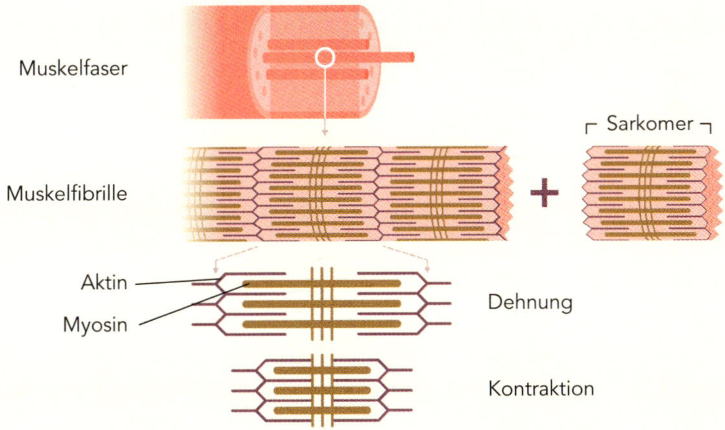

Beim aktiven Dehnen verlängert sich der Muskel durch die Bildung neuer Muskelelemente (Sarkomere).

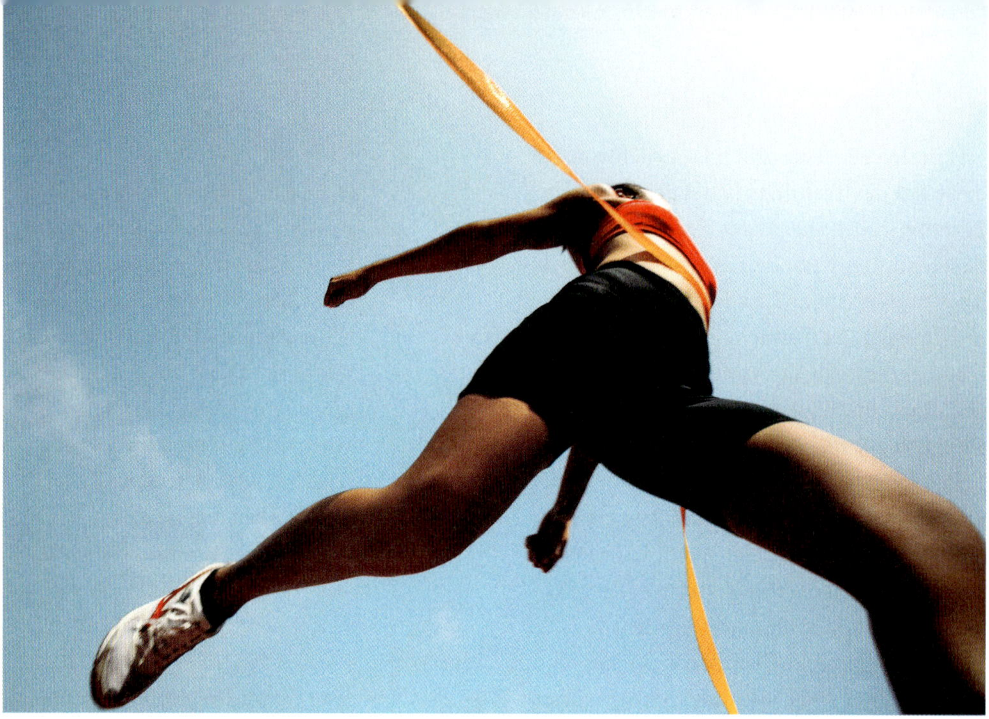

ENDSPURT! TAG 27 UND 28

Zwei Tage noch, dann hast du es geschafft! An Tag 27 möchte ich dir noch einmal deutlich vor Augen führen, wie wichtig die Integration der Übungen in den Alltag ist. Denn der Alltag ist das beste Training. Nur fleißig und konsequent seine Übungen zu machen, ist zwar lobenswert und wichtig, aber den letzten entscheidenden Kick gibst du dem Gelernten erst, wenn du es schaffst, die Bewegungen in deinen Alltag einzubauen. Wie beim Erlernen einer Fremdsprache: Nur Vokabeln zu büffeln hilft nichts, wenn man sie nicht im Gespräch aktiv anwendet.
Was du tun kannst, wenn sich eine OP nicht vermeiden lässt, erfährst du dann an Tag 28. Es gibt acht »Gebote«, die es vor einer OP zu beachten gilt. Aber auch nach einer Fußoperation kannst du viel für deine Füße tun.

TAG 27
DIE TÜCKE DES ALLTAGS

Ein Mangel an Bewegung ist Gift für den gesamten Körper – nicht nur für deine Füße. Daher: »Nie mehr ruhig sitzen!« und »Gehen ist die beste Medizin!«

SITZEN IST LEBENSGEFÄHRLICH

80 Prozent der arbeitenden Bevölkerung üben eine sitzende Tätigkeit aus. Hinzu kommt das Sitzen im Auto oder in der Bahn, im Restaurant oder in der Kneipe, im Homeoffice oder im Fernsehsessel. Zusammengezählt ergibt dies eine tägliche »Sesselkleberei« von 8 bis 12 Stunden und mehr. Bewegungsmangel führt kurzfristig zu körperlichem Unwohlsein, muskulären Verspannungen, Denkblockaden, Unlust, Verblassen der Kreativität und Einschränkung der Leistungsfähigkeit. Langfristig erhöht sich das Risiko für Herzinfarkt, Hirnschlag, Knochenschwund sowie Arthrose. Und eines ist klar: Während des täglichen Sitzmarathons haben die Füße nichts zu melden. Sie harren – meist eingekerkert in unzweckmäßigen Schuhen – der Dinge und warten auf bessere Zeiten.

KLEINE FUSSMASSAGE

- Fußkreisen und Fußschraube
- Shiatsu-Fußmassage
- Fußklopfen und Fußsohlenstretching

MEMO SITZEN: VITALITÄT VON UNTEN

In den Füßen gibt es vergleichbar viele Nerven wie in den Händen. Hinzu kommen Triggerpunkte, Akupressurpunkte und Reflexzonen. Kurzum: Schuhe aus und ab auf Noppenball & Co. Unbedingt auch mal während der Arbeitszeit – soweit es die Hygienevorschriften und die Firmenkultur zulassen. Zweite Stufe: Weiche Matten oder beispielsweise das Gymba® ermöglichen im Stehen das »Gehen an Ort und Stelle«. Ideal für Telefonate, Arbeiten am Stehpult oder einfach für zwischendurch. So wird Blut aus den schweren Beinen zurück in Richtung Herz gepumpt. Nutze jede Gelegenheit, aufzustehen und ein paar Schritte zu gehen! Zum Kollegen nebenan, zum Kopierer, zum Kaffeeautomaten, Treppe rauf, Treppe runter.

KLEINE FUSSGYMNASTIK

- Wackelbrett oder Balance Board
- Einbeinstand
- Barfußgehen im Sand

GEHEN IST DIE BESTE MEDIZIN

Bereits Hippokrates – der »Stararzt der Antike« – wusste es: Bewegung ist die beste Medizin. Und »Gehen« ist die natürlichste aller Bewegungen. So gesehen ist »Gehen die beste Medizin«. Dies gilt ganz besonders für die Füße! Damit das Gehen für die Füße ein Segen und kein Fluch ist, gilt es drei goldene Regeln zu beherzigen.

1. RICHTIG TRAINIEREN!

Das bedeutet, die Belastungsintensität und die Belastungszeit langsam zu steigern. Langsam bedeutet Monate. Du hast richtig gelesen: Monate, nicht Wochen! Wer jahrelang maximal eine halbe Stunde pro Tag auf den Füßen unterwegs ist und sich dann gleich für einen Barfußmarathon anmeldet, riskiert, seinen Füßen dauerhaften Schaden zuzufügen. Mach dir einen Plan, speziell wenn deine Füße untrainiert sind. Was können deine Füße heute? Was sollen sie in sechs Monaten können? Leg Etappenziele fest und geh es dann ruhig, aber konsequent an. Du wirst staunen, wie weit dich deine Füße tragen …

2. PROBLEMFÜSSE ERNST NEHMEN!

Wer ernsthafte Fußprobleme hat – Schmerz, Deformität und Einschränkung –, muss bescheiden anfangen und dann langsam steigern. Das geflügelte Wort besagt: »Start slow to go far.« Beginne langsam, um weit zu gelangen. Wer bereits auf den Felgen läuft und sich gleich zum Distanzwandern anmeldet … keine gute Idee. Und: Wer auf den Felgen läuft und nichts unternimmt, dessen Probleme werden zunehmen.

3. DAS RICHTIGE TERRAIN!

Teppich, Parkett, Rasen, Asphalt und Beton haben einen gemeinsamen Nenner: alles total flach. Naturboden, Waldweg und Sandstrand besitzen einen viel höheren natürlichen Trainingseffekt als flache Böden. Such dir entsprechende natürliche Terrains, Hauptsache, uneben!
Aufgepasst bei Dämmerung und schlechter Sicht, bei Schnee und Eis. Knöchelbruch und

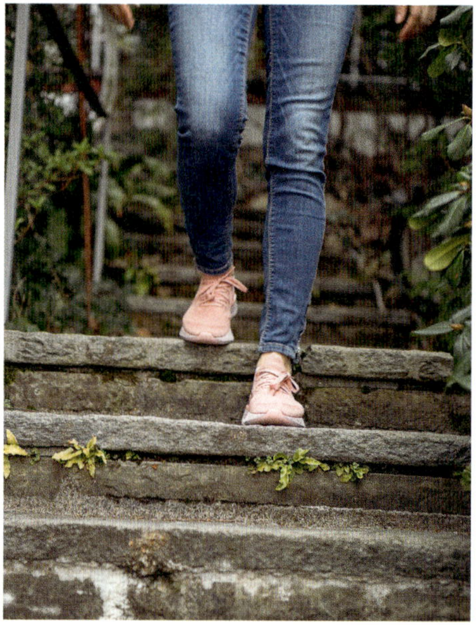

Gehen ist die beste All-in-one-Übung für deine Füße – und eine Treppe ein ideales Trainingsgerät.

Schenkelhalsfraktur lauern bei kritischen Wetterverhältnissen an jeder Ecke. Vorsicht auch bei Gleichgewichtsstörungen und Trittunsicherheit! Sicherheit ist oberstes Gebot.

MEMO GEHEN: GANGART UND SCHUHE

Die alte Maxime von Schutz vor Verletzung und Stoßdämpfung durch dicke Sohlen hat ausgedient. Heute sind dünne Sohlen, Minimal Shoes und Barfußschuhe auf dem Vormarsch. Zu Recht! Aber aufgepasst bei Problemfüßen und Fußproblemen. Das Schuh-ABC jenseits aller Trends und Hypes lautet: Angenehm und bequem kommt vor Chic.

BARFUSS

Viele Fußpatienten glauben irrtümlicherweise, Barfußgehen sei gesund. Für gesunde Füße stimmt das: Barfuß im Sand ist Training und Hochgenuss zugleich. Aber für Problemfüße gelten leider andere Regeln. Beim Spreizfuß krachen die Köpfchen der Mittelfußknochen (Metatarsalköpfchen) ungedämpft und schmerzhaft auf den harten Boden. Daher ist barfuß keine gute Idee. Wenn barfuß, dann bitte auf weichen Böden wie zum Beispiel einem flauschigen Wollteppich.

MINIMAL SHOES

Ähnliches gilt auch für Minimal- und Barfußschuhe. Problemfüße haben ihre Probleme damit. Die krummen Zehen wollen sich nicht in die Zehenfächer einfügen. Die ungewohnt starke Beanspruchung kann eine latente Arthrose im Großzehengrundgelenk aufflackern lassen. Ultradünne Sohlen bringen spitze Steinchen schmerzhaft ins Bewusstsein. Kurzum: Finger weg. Und wenn doch, dann solltest du deine Füße langsam daran gewöhnen. Start slow to go far!

SCHUHE

Outdoorschuhe schützen vor Kälte, Nässe und spitzen Steinen. Indoorschuhe bieten Halt und Komfort. Sind diese Kriterien erfüllt, hast du freie Wahl.

SONDERFALL KYBUN®

Seit einigen Jahren gibt es dicksohlige Schuhe vom Typ Kybun® – eine Erfindung des Schweizer Schuhmachers Karl Müller. Die Sohlen dieser Schuhe sind ultradick und ultraweich. Der spezielle Schaumstoff der Sohlen verfügt über besondere Dämpfungseigenschaften und soll einen Naturboden imitieren. Eine ganz schön clevere Idee – in Zeiten harter und ewig flacher Böden. Wenn du solche Schuhe trägst, hast du beim Gehen einen echten Trainingseffekt für deine Füße. Aber aufgepasst: Es kann zu einer Zunahme von Spreizfuß- und Arthroseschmerzen führen! Vorsicht ist auch bei Gleichgewichtsstörungen geboten. Am besten, du betrachtest diesen Schuhtyp als Trainingsgerät. Am besten beginnst du zunächst mit einer halben Stunde Tragezeit, die du langsam steigern kannst, wenn du die Schuhe gut verträgst.

TAG 28
VOR UND NACH EINER OPERATION

Solltest du dich für eine Operation entscheiden, kannst du einiges tun, um deine Füße und dich gut vorzubereiten. Und so das Ergebnis positiv zu beeinflussen.

VOR DER OP – RICHTIG ENTSCHEIDEN

Es gibt Websites, die dein Operationsergebnis und dein Operationsrisiko statistisch berechnen können. Du machst Angaben zu deinem Gesundheitszustand und auf dieser Basis berechnet der Computer Outcome und Risiko. Ein solches Ergebnis kann dir im Vorfeld eine gute Orientierung geben. Und: Eine solche Einschätzung kann für jede Operation – nicht nur die deiner Füße – hilfreich sein. Denn hier werden auch andere wichtige Faktoren deiner körperlichen Fitness und Gesundheit berücksichtigt, die das Ergebnis einer Operation beeinflussen können.

OUTCOME-KALKULATOR

Die Spiraldynamik Med Center & Praxen führen seit über zehn Jahren wissenschaftliche Auswertungen durch, um die Ergebnisse der nichtoperativen Therapie zu ermitteln. Gemessen wurden Schmerz und Einschränkung im Alltag, im Beruf und in der Freizeit bei 1093 Patienten mit Hallux valgus zwi-

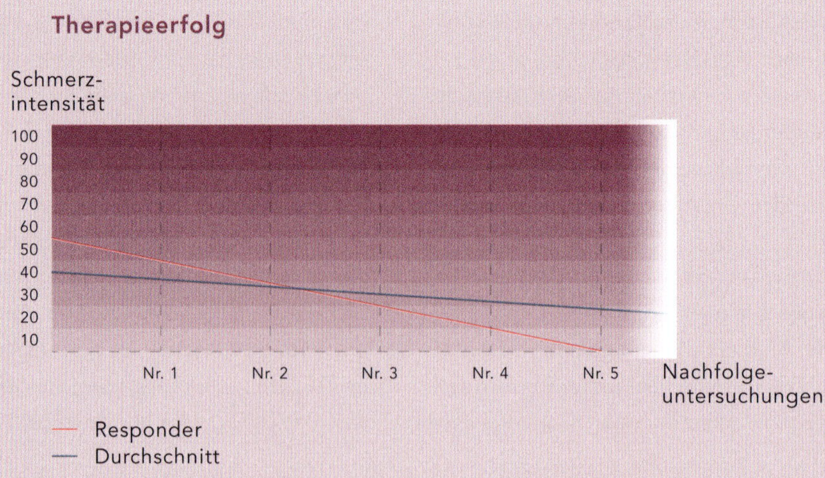

schen den Jahren 2010 und 2020. Die rote Linie zeigt den Verlauf der »Responder« – also jener Patienten, die besonders gut auf die funktionelle Therapie ansprechen. Nicht bei allen Patienten tritt eine so erfreuliche Reduktion der Schmerzen ein. Die blaue Linie dokumentiert den durchschnittlichen Verlauf der Therapie. Ist das Ergebnis nach 3–6 Monaten immer noch unbefriedigend, rückt ein operativer Eingriff in greifbare Nähe. Dieser will gut vorbereitet sein!

OP-VORBEREITUNG

Der Tag 28 widmet sich ganz den Dingen, die du vor beziehungsweise nach einer notwendig gewordenen Operation für deine Füße tun kannst. Nach der Operation hast du zunächst Schmerzen und bist in deiner Mobilität eingeschränkt – keine guten Voraussetzungen, um Neues zu lernen. Mach das daher besser vor der Operation! Hier also ein paar Übungen zur Vorbereitung deiner Füße auf die Operation.

1. VERBESSERUNG DER VORFUSS-BEWEGLICHKEIT

Eingesteifte Krallenzehen wirst du nicht mehr beweglich bekommen, aber bei den Zehengrundgelenken lässt sich oft einiges herausholen. Die Zehengrundgelenke sind meist überstreckt: Daher brauchen sie mehr Beugung (Flexion). Konkret geht es darum, ein stempelkissenartig nach unten durchgedrücktes Vorfußquergewölbe wieder nach oben zu bringen – zunächst manuell mit den eigenen Händen, anschließend aktiv mit den eigenen Fußmuskeln. Hierzu eignen sich die folgenden Übungen:

- »C-Bogen« **(Seite 66)**
- »Pelotten-Feeling« **(Seite 68)**

2. VERBESSERUNG DER RÜCKFUSS-STABILITÄT

Wird der Fuß nach der Operation weiterhin genauso falsch belastet wie vor der Operation, hast du zwar eine »neue Struktur«, aber immer noch die »alten Funktionsmuster«. Mit anderen Worten: Alle vorbestehenden Fehlbelastungen, die im Laufe der Jahre zu dem Problem geführt haben, bleiben nach der Operation bestehen. Es sei denn, du änderst sie. Hier zwei Funktionsübungen zur Korrektur von Fehlbelastungen:

- »Fersenlot« **(Seite 56)**
- »Flamingo« **(Seite 52)**

3. KRÄFTIGUNG VON HAND UND FUSS

Schmerz und Entlastung führen oft dazu, dass der operierte Fuß wochenlang nur teilweise oder gar nicht belastet werden kann. Dies bedeutet im Umkehrschluss, dass der andere Fuß und – bei Verwendung von Gehstöcken – die Hände und Arme entsprechend mehr belastet werden. Für junge Menschen kein Problem, bei älteren Semestern schon. Es lohnt sich, den anderen Fuß und die Arme im Vorfeld gezielt zu kräftigen. Werde aktiv!

DIE 8 GEBOTE VOR DER OP

Die OP stellt die radikalste Korrektur der Anatomie dar: Zehen werden begradigt, bei Bedarf werden Gelenke versteift, Muskeln durchtrennt und Bänder vom Knochen abgelöst. 85–90 Prozent aller Vorfußoperationen bringen das gewünschte Ergebnis. Jedoch werden in 10–15 Prozent der Fälle die Erwartungen nicht erfüllt. In ein paar Prozent ist das postoperative Ergebnis deutlich schlechter als vor der OP. Hier gilt es zwei Kategorien zu unterscheiden: vermeidbare und nichtvermeidbare Enttäuschungen. Bestimmte Komplikationen wie zum Beispiel ein Infekt lassen sich trotz aller Vorsicht und Sorgfalt nicht vermeiden. Andere hingegen schon. Ich möchte dir – in Form von »Acht Geboten« aufzeigen, was du persönlich zum Gelingen der Operation beitragen kannst!

1. KÜMMERE DICH PERSÖNLICH UM DEINE FÜSSE!

Das beinhaltet Fußpflege, aktive Fußübungen, das richtige Maß in Sachen Schuhe, Körpergewicht und Sport. Wenn du deine Füße jahrelang vernachlässigst und/oder überforderst, schiebst du damit der Fußchirurgie den schwarzen Peter zu.

2. INFORMIERE DICH!

Wichtig ist, dass du die Indikation (Warum wird operiert?), die Technik (Wie wird operiert?) und mögliche Komplikationen (Was kann schiefgehen?) in groben Zügen verstehst und damit einverstanden bist. »Der Arzt wird es schon wissen« ist keine gute Strategie. Mehr zum Thema Risikoabklärung **siehe Seite 40**.

3. WÄHLE DEN FUSSCHIRURGEN DEINES VERTRAUENS!!

Idealerweise solltest du diese Wahl basierend auf einem Mix aus Recherche, Empfehlung und Bauchgefühl treffen. Übertrage diese Verantwortung weder an den Hausarzt noch an deinen Partner oder deine Partnerin noch an den Podologen oder die Podologin. Such dir einen Chirurgen, der auf Fußoperationen spezialisiert ist, idealerweise operiert er nur Füße und hat auf diesem Gebiet mindestens zehn Jahre Erfahrung.

4. MACH DICH SELBST FIT!

Die Zahlen sind eindeutig: Wer sich in den Monaten vor der Operation aktiv für die eigene Fitness engagiert, hat weniger Komplikationen und kommt schneller wieder auf die Füße. Wer sich rauchend, unfit, mit Bluthochdruck und Übergewicht unters Messer legt, darf sich später nicht wundern.

5. MACH DEINE FÜSSE FIT FÜR DIE OP!

Nach der Operation hast du Schmerzen – und das sind denkbar ungünstige Umstände, um mit intelligenten Fußübungen zu starten. Viel besser ist es, wenn du deinen Füßen bereits vor der Operation die Übungen beibringst (**siehe Seite 85**)!

6. SEI OPTIMISTISCH!

Pessimismus lähmt das Immunsystem. Fake-Optimismus verdrängt das Risiko. Echter Optimismus akzeptiert und klärt das Risiko (**siehe Seite 41**) und blickt dann mit großer Zuversicht nach vorne. Die Psyche ist direkt mit dem Immunsystem, dem Nervensystem und mit dem Hormonsystem verlinkt. Für ein optimales Ergebnis ist es wichtig, alle drei Systeme in Topform zu bringen. Echter Optimismus ist hierzu der perfekte Türöffner.

7. SCHLAF GUT VOR DER OP!

Vor und nach der Operation ist ausreichender und erholsamer Schlaf wichtig. Wenn du unter Schlafstörungen leidest, solltest du frühzeitig damit anfangen, deine Schlafqualität zu optimieren. Nimm dir den Spruch »dunkel wie die Nacht« zu Herzen. Vor dem Einschlafen eben noch einmal die neuesten Nachrichten oder E-Mails checken? Schlechte Idee! Der Blaulichtanteil von Smartphones, Tablets & Co. hemmt die Bildung des Schlafhormons Melatonin und verhindert so einen gesunden, tiefen Schlaf.

8. FOLGE DEN ANWEISUNGEN DEINES FUSSCHIRURGEN!

Wenn der Chirurg sagt, 3 Wochen 100 Prozent entlasten, bedeutet das, 3 Wochen lang niemals auf den Füßen stehen. Wer auf eigene Faust und wider Anweisung handelt, riskiert Komplikationen und sabotiert im schlimmsten Fall das OP-Resultat.

DAS PROBLEM DER GUTEN ERGEBNISSE

Geh davon aus, dass dein Fußchirurg nur dann eine OP vorschlägt, wenn er aufrichtig von ihrem Erfolg überzeugt ist. Wäre es anders, würde er seinen Ruf riskieren und Haftungsprobleme bekommen. Etwas Skepsis ist trotzdem gesund: Denn je »gesünder« ein Patient, desto einfacher ist die OP (aber auch desto weniger dringend!) und desto wahrscheinlicher damit ein Topergebnis für den Chirurgen. Frag dich also: Ist (m)eine OP wirklich notwendig? Wird die eigentliche Ursache damit tatsächlich behoben?

Deinem Fußchirurgen solltest du vertrauen können und seinen Anweisungen auch nach der OP folgen.

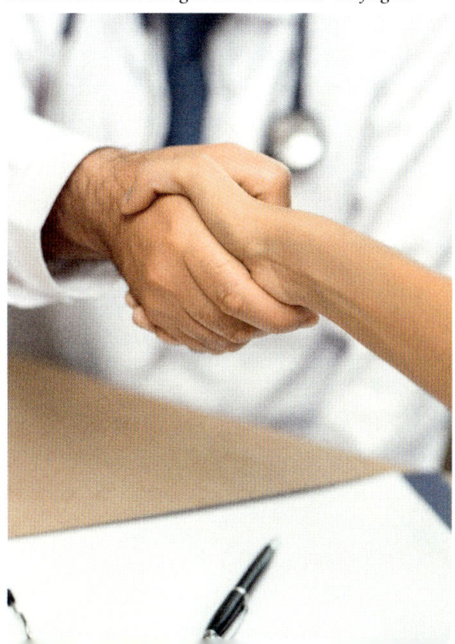

NACH DER OP – REHABILITATION: FUNKTIONELL UND FRÜHZEITIG

Viele Chirurgen lassen keine Therapeuten an frisch operierte Füße. Sei es aufgrund schlechter Erfahrungen, sei es aus Prinzip. Dies gilt es zu respektieren! Einer muss die Verantwortung übernehmen und Regie führen, und dies ist im Falle einer Operation der Operateur. Lass dir von niemandem etwas anderes einreden, auch nicht von dir selbst.

SO VERLÄUFT DIE WUNDHEILUNG

Idealerweise erfolgt die Rehabilitation nach den Gesetzen der Wundheilung:

- Die **Tage 1 bis 7** (bzw. bis 10) sind geprägt durch Entzündungsreaktionen mit Schmerz, Schwellung und Rötung. Entlastung und Schonung sind angesagt.
- Die **Wochen 2 bis 4** (bzw. bis 6) sind charakterisiert durch das Nachwachsen von neuem Gewebe und Regeneration. Die Reparaturmechanismen laufen auf Hochtouren, der Körper versucht, alle Gewebe zu regenerieren. Der Knochen wächst wieder zusammen, durchtrennte Muskeln, Sehnen und Gelenkkapseln bilden haufenweise neue Zellen, um den Schaden zu beheben. Während dieser Phase ist das Gewebe mechanisch nur in geringem Ausmaß belastbar, weshalb schonende Bewegungen ohne Hub und ohne Last im Vordergrund stehen.
- Die **Monate 2 bis 6** (bzw. bis 12 oder gar bis 24) dienen dem Umbau des neu regenerierten Gewebes. Das neue Knochengewebe muss erst lernen, dem Druck standzuhalten. Das neue Sehnen- und Muskelgewebe muss erst lernen, die enormen Zugkräfte zu ertragen. Das ist etwa so, wie wenn ein »gekneteter Brotteig« in ein »reißfestes Nylonseil« umgewandelt werden soll. Damit dieser Umbauprozess korrekt stattfinden kann, müssen die Strukturen langsam steigernd belastet werden.

Primäre Wundheilung

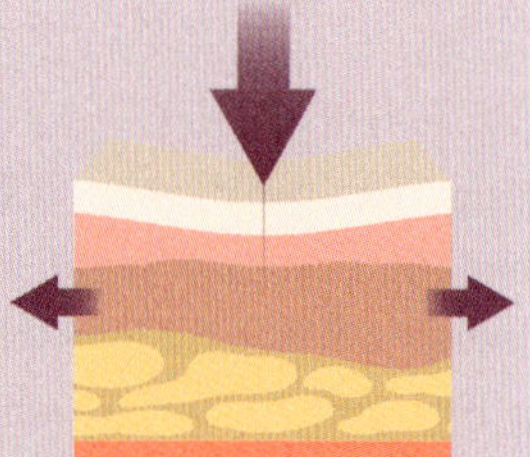

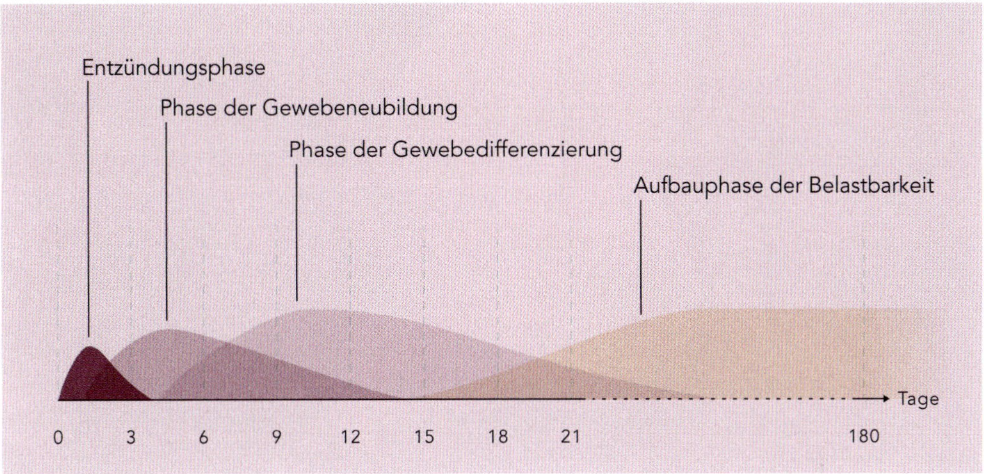

»Langsam steigernd« bedeutet im Verlauf von Monaten. Fehlen die Belastungsreize, sind sie zu stark oder zu schwach, werden die operierten Strukturen nie richtig belastbar. Richtige Dosierung und gutes Timing sind da entscheidend!

Zahlreiche Faktoren erfordern eine Modifizierung dieses Grundschemas. Eine diabetische Krankheit kann beispielsweise zu einer gestörten Wundheilung führen, eine Osteoporose dagegen zu einer verzögerten Heilung der Knochen. Umkehrt gilt: Eine belastungsstabile Metallplatte gewährleistet eine frühere Belastbarkeit der Knochen. Es gibt eine Vielzahl von Einflussfaktoren. Der Operateur kennt diese Faktoren wie seine Westentasche – das ist sein Metier. Deshalb wird er den Verlauf genau beobachten und bei Bedarf die Nachbehandlung entsprechend anpassen.

AUFBAUTRAINING: DOSIERUNG UND TIMING

Für die meisten Operateure ist die Nachbehandlung bei komplikationslosem Verlauf nach 3–6 Monaten abgeschlossen. Tatsächlich aber endet die biologische Umbauphase erst nach 1–2 Jahren. Mit gezieltem Training nach abgeschlossener Nachbehandlung lässt sich das Ergebnis noch entscheidend verbessern. Nutze diese Chance! Dein Fuß wird es dir danken. Für das Training nach der Rehabilitation ist ein strukturierter Aufbau wichtig. In der Sportmedizin gelten diese Erfahrungswerte: nach 3 Monaten Alltagsbelastung, nach 6 Monaten Sport- und nach 12 Monaten Wettkampffähigkeit. Bei älteren Menschen verlangsamt sich dieser Ablauf um den Faktor 1,5 bis 2. Es braucht dann 1–2 Jahre, bis das endgültige Ergebnis erreicht ist.

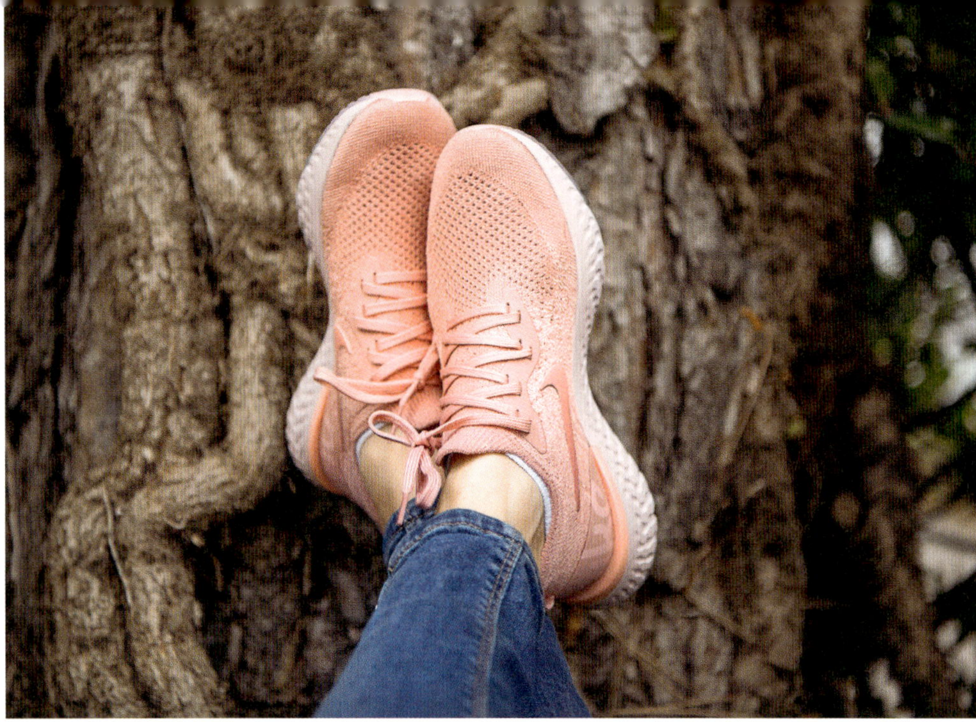

ES IST VOLLBRACHT! DER TAG DANACH

Meinen herzlichen Glückwunsch. Du hast das 28-Tage-Programm für gesunde Füße erfolgreich durchlaufen. Wenn du es bis hierher geschafft hast, dann habe auch ich dank deiner Mitarbeit mein Ziel erreicht.

Heute wird – nicht überall, aber leider zunehmend – zu viel und zu früh operiert. Hier gilt es gegenzusteuern. Als Arzt und Vertreter einer konsequent patientenorientierten Medizin besteht mein ganz persönliches Ziel darin, Alternativen zur Hallux-valgus-Operation anzubieten. Dabei gilt: je früher, desto präventiver, je später, desto therapeutischer. Dieses Unterfangen kann aber nur gelingen, wenn es Menschen wie dich gibt, die mir ihr Vertrauen schenken und sich auf den Weg machen. Dafür möchte ich mich bei dir an dieser Stelle aufrichtig bedanken.

Es geht nicht darum, Operationen »um jeden Preis« zu vermeiden. Vielmehr geht es darum, das Beste beider Seiten zusammenzuführen. Manchmal zeichnet sich frühzeitig ab, dass durch gezielte Funktionsübungen eine Operation vermieden werden kann. In anderen Fällen kann eine Operation jedoch genau das Richtige sein. Dann ist es allerdings ratsam, sich gut vorzubereiten. Deine Füße werden es dir danken, wenn sie vor und nach der Operation gezielt trainiert werden.

WAS KANNST DU JETZT NOCH TUN?

- Einfach das 28-Tage-Programm wiederholen. Dies bietet sich vor allem dann an, wenn du vieles als neu, unklar und noch ungefestigt erlebt hast.
- Du suchst dir die für dich wichtigsten Übungen intuitiv heraus und stellst dir dein individuelles Übungsprogramm für die nächsten 28 Tage zusammen, ideal für Menschen, die 10 Minuten am Tag üben.
- Du konzentrierst dich auf die Umsetzung im Alltag. Die gesammelten Tipps für die Umsetzung der Funktionsübungen in den Alltag stellen einen guten Leitfaden dar. Ideal für Menschen, die keine Zeit und keine Lust fürs Heimprogramm haben, aber trotzdem Fortschritte erzielen wollen.
- Das Buch *Gut zu Fuß – ein Leben lang* hilft dir, dein Verständnis und deine Übungspraxis weiter zu vertiefen. Hier findest du Übungen und Tipps im Umgang mit Fußproblemen – nicht nur dem Hallux valgus.
- Die Spiraldynamik®-Akademie bietet regelmäßig Tageskurse und Webinare zum Thema »Fuß, Knie, Bein« an. Informiere dich auf www.spiraldynamik.com.
- In den letzten 20 Jahren hat das Dozententeam der Spiraldynamik® über 5000 Fachkräfte ausgebildet. 1000 davon haben sich entschlossen, die Methode in ihren Therapie-Werkzeugkoffer aufzunehmen. 100 haben die Spiraldynamik® (Fuß-)Therapie zu ihrem Fokus gemacht. Du findest alle Adressen auf der Website www.spiraldynamik.com/de/kontakt/therapie/fachkraefte.html. Die lizenzierten Fachkräfte haben sich zu einer aktiven und verbindlichen Qualitätssicherung verpflichtet und genießen mein volles Vertrauen.
- Seit ein paar Jahren biete ich erfolgreich eine persönliche Arzt-Videosprechstunde »Dr. med. Christian Larsen« an. Dies erspart die Reise nach Zürich und bietet über größere Distanzen hinweg die Möglichkeit des persönlichen Kontakts. Schicke mir gerne eine E-Mail an christian.larsen@spiraldynamik.com.
- Bestelle meinen kostenlosen monatlichen Newsletter. Gerne halte ich dich so auf dem Laufenden – zu allen Themen rund um Bewegung und Gesundheit: www.spiraldynamik.com/de/publikationen/news/aktuelle-news/index.html.

Alles Gute und viel Erfolg!
Dr. med. Christian Larsen

BÜCHER, DIE WEITERHELFEN

Larsen, Christian
Gut zu Fuß ein Leben lang!
Trias, Stuttgart

Larsen, Christian
Gesunde Füße für Ihr Kind
Trias, Stuttgart

Larsen, Christian
Füße in guten Händen
Thieme, Stuttgart

Miescher, Bea;
Larsen Christian
Spiraldynamik – schmerzfrei und beweglich
Trias, Stuttgart

Lauper, Renate;
Larsen Christian
Achtsame Körperhaltung
Via Nova, Petersberg

Zürcher, Sandra;
Altmann, Joachim;
Larsen, Christian
Medical Running
Trias, Stuttgart

Zbuzkoa, Petra; Caligari,
Mario; Larsen, Christian
Medical Golfing
Trias, Stuttgart

Rogall, Thomas
Hallux valgus
Herbig, Stuttgart

Blauth, Walter
Hallux valgus
Springer, Heidelberg

Metz, Janet
Hallux valgus
Independently published

Bücher aus dem Gräfe und Unzer Verlag

Bracht, Dr.med. Petra;
Liebscher-Bracht, Roland
Fußschmerzen selbst behandeln

Waesse, Harry; Kyrein, Martin
Yoga für Einsteiger

Wagner, Dr. Franz
Reflexzonen-Massagen

Wohlfarth, Julia;
Somatic Healing

ADRESSEN, DIE WEITERHELFEN

Spiraldynamik®
Südstraße 113
CH – 8008 Zürich
Tel.: +41 (0)43 – 432 103 443
www.spiraldynamik.com
Die Website der Spiraldynamik® inklusive Liste aller Fachkräfte und Kurse.

Therapieindex
www.therapie-index.com
Tipps und Videos zu 72 Krankheitsbildern von Kopf bis Fuß – und deren Therapie.

Medical Running
www.medical-running.com
Für Läufer mit Fußproblemen – inklusive kostenloser Do-it-yourself-Laufanalyse.

Deutsche Gesellschaft für Fuß- und Sprunggelenkchirurgie
Gewerbegebiet 18
82399 Raisting
Tel.: 08807 – 949 244
www.gesellschaft-fuer-fuss chirurgie.de

SFAS Swiss Foot & Ankle Society
www.sfas.ch

Österreichische Gesellschaft für Fußchirurgie
www.fussgesellschaft.at

MedReflexx
Hesseloherstraße 5
80802 München
Tel.: 089 – 330 374 70
www.medreflexx.de
Sensomotorisch-orthopädische Einlagen nach Austestung von Füßen, Augen und Bissstellung.

Jurtin Medical®
Rossmarkt 45
A-4910 Ried im Innkreis
Tel.: +43 (0)7752 – 212 55
www.jurtin.at
Die Jurtin medical® Systemeinlage stabilisiert den Rückfuß und kommt völlig ohne Pelotte aus.

Ortho-Team
Effingerstrasse 37
CH-3008 Bern
Tel.: +41 (0)31 – 388 89 89
www.ortho-team.ch
Die Orthopädietechnik-Meister aus der Schweiz – mit 20 Standorten, Hochschulkooperation und breitem Spektrum: Einlagen, Orthesen, Laufanalyse und Lauftunig.

ÜBUNGSREGISTER

REGISTER

IMPRESSUM

GU

GU ist eine eingetragene Marke der GRÄFE UND UNZER VERLAG GmbH, www.gu.de

ISBN 978-3-8338-8317-0
3. Auflage 2026

Projektleitung: Christof Klocker
Lektorat: Barbara Allgeier
Bildredaktion: Simone Hoffmann
Umschlaggestaltung und Layout: Sabine Krohberger, ki 36, München
Herstellung: Petra Roth
Satz: griesbeckdesign, Dorothee Griesbeck
Reproduktion: Medienprinzen GmbH, München
Druck und Bindung: Firmengruppe APPL, aprinta druck, Wemding

Bildnachweis

Cover: Stocksy
Fotoproduktion: Claudia Larsen
Illustrationen: Florian Hauer
Weitere Bilder: Getty Images: S. 2, 3, 6, 8, 10, 12, 14, 17, 42, 44, 80, 87, vordere Innenklappe li. u. re., U4 li. u. re.; Claudia Larsen: S. 4; Mauritius Images: S. 37; Stocksy: S. 32; Annabelle Vuille-Haas, MA, Künstlerin, Zürich: S. 18.
Syndication: www.imageprofessionals.com

Umwelthinweis

Nachhaltigkeit ist uns sehr wichtig. Der Rohstoff Papier ist in der Buchproduktion hierfür von entscheidender Bedeutung. Daher ist dieses Buch auf PEFC-zertifiziertem Papier gedruckt. PEFC garantiert, dass ökologische, soziale und ökonomische Aspekte in der Verarbeitungskette unabhängig überwacht werden und lückenlos nachvollziehbar sind.

Die GU-Homepage finden Sie unter www.gu.de

Wichtiger Hinweis

Die Gedanken, Methoden und Anregungen in diesem Buch stellen die Meinung bzw. Erfahrung des Verfassers dar. Sie wurden vom Autor nach bestem Wissen erstellt und mit größtmöglicher Sorgfalt geprüft. Sie bieten jedoch keinen Ersatz für persönlichen kompetenten medizinischen Rat. Jede Leserin, jeder Leser ist für das eigene Tun und Lassen auch weiterhin selbst verantwortlich. Weder Autor noch Verlag können für eventuelle Nachteile oder Schäden, die aus den im Buch gegebenen praktischen Hinweisen resultieren, eine Haftung übernehmen.

QUALITÄTS GU GARANTIE

LIEBE LESERINNEN UND LESER,

wir wollen Ihnen mit diesem Buch Informationen und Anregungen geben, um Ihnen das Leben zu erleichtern oder Sie zu inspirieren, Neues auszuprobieren. Wir achten bei der Erstellung unserer Bücher auf Aktualität und stellen höchste Ansprüche an Inhalt und Gestaltung. Alle Anleitungen und Rezepte werden von unseren Autoren, jeweils Experten auf ihren Gebieten, gewissenhaft erstellt und von unseren Redakteur*innen mit größter Sorgfalt ausgewählt und geprüft.

Haben wir Ihre Erwartungen erfüllt? Sind Sie mit diesem Buch und seinen Inhalten zufrieden? Wir freuen uns auf Ihre Rückmeldung. Und wir freuen uns, wenn Sie diesen Titel weiterempfehlen, in Ihrem Freundeskreis oder bei Ihrem Online-Kauf.

Sollten wir Ihre Erwartungen so gar nicht erfüllt haben, tauschen wir Ihnen Ihr Buch jederzeit gegen ein gleichwertiges zum gleichen oder ähnlichen Thema um.

KONTAKT ZUM LESERSERVICE

GRÄFE UND UNZER VERLAG
Grillparzerstraße 8
81675 München
www.gu.de